膳食搭配与食品安全
管理指导研究

夏山丁 著

北 京
冶 金 工 业 出 版 社
2019

内 容 提 要

膳食搭配和保障食品安全是避免食源性疾病对人体健康造成威胁、维护人民群众身体健康和生命质量的重要途径。

本书分别从膳食中的营养素、各类食物的营养价值、膳食的合理营养与配餐、特殊人群的膳食搭配指导、食品安全的影响因素以及食品安全的管理体系等方面进行了详细论述。本书具有较强的知识性、实用性和可读性，对广大读者掌握膳食搭配的相关知识以及促进食品安全发展有着积极的作用。

本书可供护理和医学营养等相关专业的师生和研究人员阅读，也可供广大读者参考。

图书在版编目（CIP）数据

膳食搭配与食品安全管理指导研究/夏山丁著. —北京：

冶金工业出版社，2019. 11

ISBN 978-7-5024-8469-9

Ⅰ.①膳…　Ⅱ.①夏…　Ⅲ.①膳食营养—研究　②食品安全—安全管理—研究　Ⅳ.①R151.4　②TS201.6

中国版本图书馆 CIP 数据核字（2020）第 051868 号

出 版 人　陈玉千

地　　　址　北京市东城区嵩祝院北巷 39 号　邮编　100009　电话　(010)64027926
网　　　址　www.cnmip.com.cn　电子信箱　yjcbs@cnmip.com.cn
责任编辑　杜婷婷　美术编辑　郑小利　版式设计　禹　蕊
责任校对　卿文春　责任印制　李玉山

ISBN 978-7-5024-8469-9

冶金工业出版社出版发行；各地新华书店经销；北京建宏印刷有限公司印刷
2019 年 11 月第 1 版，2019 年 11 月第 1 次印刷
169mm×239mm；11.5 印张；226 千字；178 页
68.00 元

冶金工业出版社　投稿电话　(010)64027932　投稿信箱　tougao@cnmip.com.cn
冶金工业出版社营销中心　电话　(010)64044283　传真　(010)64027893
冶金工业出版社天猫旗舰店　yjgycbs.tmall.com
（本书如有印装质量问题，本社营销中心负责退换）

前　言

营养和安全是食品的两大基本属性，食品安全是前提，膳食营养搭配是保证。医学临床统计表明，人类约有80%的疾病是吃出来的，其中主要原因为搭配不合理以及食品安全引起的问题。人类的健康和生命与食品是否安全、膳食营养搭配是否合理有着直接的关系。

近年来，随着我国经济的发展，人民生活水平不断提高，国民营养健康状况明显改善，但仍面临很多问题。大多数人认为自己吃得很好，营养就不会有问题，但实际上不然，一部分人只是脂肪和糖类（碳水化合物）摄入过剩，一部分人蛋白质摄入过剩，还有很多人缺乏各种微量元素。部分过度肥胖的人通常喜好油多、糖多的食品，长期食用油多、糖多的食品会引发心脏病、糖尿病等一些慢性疾病；素食主义者会因为鱼、肉、蛋、油摄入量少而引发蛋白质不足、维生素A缺乏、贫血、缺锌等营养不良问题。因此，合理的膳食搭配尤为重要。

食品安全直接关乎生命和健康，能否保障食品安全，使人吃得健康、吃得安全，对老百姓来说是件大事，食品安全日益成为公众关注的焦点。但是，食品安全是相对的，没有绝对安全的食品，关键是有害物质的含量是否安全可控。食品安全是关系国计民生的大事，因而食品的安全控制对于保障人民健康是至关重要的。近几年国家对食品安全的治理越来越重视，相关部门也提出了更严厉的监管要求。

本书从膳食搭配和食品安全两个方面进行了科学、系统的论述。本书共分为六章，第一章主要介绍了膳食中的营养素，具体包括蛋白质、脂类、维生素、碳水化合物、矿物质和水等营养素，并综合阐述了各营养素之间的关系；第二章主要介绍了各类物质的营养价值，具体分为植物性食物、动物性食物和其他食物，并对食品营养价值的影响因素进行了详细说明；第三章主要通过膳食的合理营养、营养配餐的制定以及食品烹调加工方式对膳食的合理搭配进行具体说明；第四章主要介绍了不同人群在膳食搭配方案上的不同，以婴幼儿、青少年、孕妇及哺乳期妇女、老年人等特殊人群为例进行膳食搭配指导；第五章主要介绍了食品安全的影响因素，具体包括生物性危害因素、化学性危害因素和物理性危害因素；第六章对食品安全的管理体系进行了系统的研究，食品安全的管理体系主要有 GMP 食品安全管理体系、SSOP 食品安全管理体系和 HACCP 食品安全管理体系。

　　本书在编撰过程中，参考了关于膳食搭配与食品安全管理方面的书籍和文献资料，在此对相关作者表示诚挚的谢意。

　　由于作者水平所限，书中不妥之处，恳请广大读者批评指正。

作　者

2019 年 10 月

目　录

第一章

膳食中的营养素 ‹‹‹

第一节 蛋 白 质

一、蛋白质的生理功能

（一）构成人体组织细胞

蛋白质是人体组织细胞的重要组成部分，是人体组织更新和修补的主要原料。人体的每个组织，如毛发、皮肤、肌肉、骨骼、内脏、大脑、血液、神经等，都由蛋白质组成，所以说蛋白质组成人体本身。

蛋白质也修复人体组织。一个人如果蛋白质的摄入、吸收、利用都很好，那么皮肤就是光泽而又有弹性的；反之，则会处于亚健康状态。组织受损后，包括外伤在内，如果不能得到及时和高质量的修复，便会加速机体衰退。

（二）构成承担人体重要功能的生理活性物质

人体大多数重要的功能都是由以蛋白质为主要构成成分的生理活性物质承担的。这些生理活性物质具备的功能如下：

第一，催化功能。有催化功能的蛋白质称为酶，生物体新陈代谢的全部化学反应都是由酶的催化来完成的。

第二，运动功能。从最低等的细菌鞭毛运动到高等动物的肌肉收缩都是通过蛋白质实现的。肌肉的松弛与收缩主要是由以肌球蛋白为主要成分的粗丝以及以肌动蛋白为主要成分的细丝相互滑动来完成的。

第三，运输功能。在生命活动过程中，许多小分子及离子的运输是由各种专门的蛋白质来完成的。例如，在血液中血浆蛋白运送小分子，红细胞中的血红蛋白运送氧和二氧化碳等。

第四，机械支持和保护功能。高等动物具有机械支持功能的组织，如骨、结缔组织以及具有覆盖保护功能的毛发、皮肤、指甲等组织。这些组织主要是由胶原蛋白、角蛋白、弹性蛋白等组成的。

第五，免疫和防御功能。生物体为了维持自身的生存，拥有多种类型的防御手段，其中很多是靠蛋白质来执行的。例如，抗体属于一组叫作免疫球蛋白的防御性蛋白质，它们由独特的结构和功能域组成。它能识别和结合外来物质，如可通过与病毒或毒素的特异性结合，直接发挥中和病毒或毒素的作用等。

第六，调节功能。在维持生物体正常的生命活动中，代谢机能的调节、生长发育和分化的控制、生殖机能的调节以及物种的延续等各种过程中，多肽和蛋白质激素起着极为重要的作用。此外，尚有接受和传递调节信息的蛋白质，如各种激素的受体蛋白等。

（三）合成其他氮物质

蛋白质是合成如嘧啶、嘌呤、肌酸、构成神经递质乙酰胆碱、5-羟色氨酸等的原料。

（四）提供生命活动的能量

每克蛋白质可提供 16.74 千焦的能量，但这并不是蛋白质的主要功能。

二、氨基酸和必需氨基酸

（一）氨基酸

氨基酸（Amino Acid）是构成蛋白质的基本单位，人体蛋白质就是由许多氨基酸以肽键联结在一起组成的。每种蛋白质各自有其独特的氨基酸组成模式和特殊功能，这些氨基酸以不同的种类、数量、排列顺序和空间结构构成种类繁多、功能各异的蛋白质。例如，负责肌肉收缩的肌纤蛋白、输送氧的血红蛋白、参加体内新陈代谢的各种酶和激素等。已知的氨基酸已达 175 种以上，而构成人体蛋白质的氨基酸只有 20 种。

作为蛋白质基本组成成分，氨基酸在人体营养和生理上占有重要地位。人们每天从食物中摄取的蛋白质在胃肠道中经过各种消化酶的作用最终被分解为氨基酸，然后经小肠黏膜上皮细胞被吸收。氨基酸的主要作用：一是作为合成或修补组织蛋白质的基本材料；二是合成或转变为其他氨基酸，如苯丙氨酸可转变为酪氨酸，蛋氨酸可合成为半胱氨酸等；三是进入氨基酸的分解代谢过程；四是用来合成蛋白质以外的含氮化合物，如嘌呤、肌酸等；五是在代谢过程中释放出能量，供机体需要。

（二）必需氨基酸

必需氨基酸（Essential Amino Acid，EAA）是指人体不能合成或合成量不能满足机体需要，必须从食物蛋白质中获得的氨基酸。构成人体蛋白质的 20 种主要氨基酸中有 9 种必需氨基酸，包括异亮氨酸、亮氨酸、赖氨酸、蛋氨酸、苯丙氨酸、苏氨酸、色氨酸、缬氨酸、组氨酸（组氨酸为婴儿必需氨基酸，但成人需要量可能较少）。半胱氨酸、酪氨酸既可以由食物直接摄入，也可以在体内分别由必需氨基酸中的蛋氨酸、苯丙氨酸转变而成，称为条件必需氨基酸。从营养学观点来看，9 种必需氨基酸是食物蛋白质营养价值的关键成分。

（三）氨基酸模式

氨基酸模式（Amino Acid Pattern，AAP）是指蛋白质中各种必需氨基酸的构成比例。一般将某种蛋白质中的色氨酸含量定为 1，分别计算出其他必需氨基酸的相应比值，这些比值就是该种蛋白质的氨基酸模式。

人体各种组织细胞蛋白质的氨基酸比例是固定的，因此对每种必需氨基酸的需要也有一定数量和比例的要求。食物蛋白质中的必需氨基酸种类、数量和比例均应与人体蛋白质的氨基酸模式相一致，只有这样食物蛋白质才能被人体充分利用。因此，食物蛋白质氨基酸模式与人体蛋白质氨基酸模式越接近，其营养价值越高。

（四）限制性氨基酸

当膳食中食物蛋白质的氨基酸模式与人体氨基酸模式不相符，一种或几种必需氨基酸缺乏或含量相对较低时，其他氨基酸就不能被充分利用合成人体蛋白质，同时也造成必需氨基酸的浪费，降低食物蛋白质营养价值。这些决定其他氨基酸利用程度的必需氨基酸称限制性氨基酸（Limited Amino Acids，LAA）。其中，含量最低的称第一限制氨基酸，依次为第二限制氨基酸、第三限制氨基酸等。

植物蛋白质的营养价值相对较低，这是因为植物性蛋白质中往往缺少赖氨酸、蛋氨酸、苏氨酸和色氨酸等必需氨基酸。例如，赖氨酸和苏氨酸是谷类蛋白质（大米、小麦、大麦、玉米）的第一和第二限制性氨基酸，而蛋氨酸则是大豆、花生的第一限制性氨基酸。

经常摄入的食品中任何一种必需氨基酸的量过多或过少，均会造成人体所需氨基酸之间出现不平衡，可影响到机体的生理机能，导致代谢紊乱、机体抵抗力下降等。

三、食物蛋白质的营养评价

各种食物中的蛋白质含量、氨基酸模式等都不一样，人体对不同的食物蛋白质的消化、吸收和利用程度也存在差异，因此对食物蛋白质营养价值高低的评价，必须从食物蛋白质的含量以及被人体消化、吸收和利用程度等多方面进行。

（一）食物蛋白质的含量

食物中蛋白质的含量是评价其营养价值的基础，如果某食物蛋白质的其他评价指标较好，但含量很低，则仍难以满足机体蛋白质的需要。在各类食物中，动物性食物蛋白质含量较高，可达到20%左右；而植物性食物蛋白质除大豆类含量较高外，其他含量都较低。

（二）蛋白质消化率

蛋白质消化率是指蛋白质在消化道内被蛋白酶分解的程度，同时反映蛋白质被消化后的氨基酸和短肽被吸收的程度。蛋白质消化率越高，被机体吸收利用的可能性越大，其营养价值也就越高。蛋白质消化率可分为真实消化率和表观消化率。真实消化率以吸收氮量与摄入氮量的比值表示，即：

$$蛋白质消化率 = \frac{氮吸收量}{氮摄入量} \times 100\% = \frac{摄入氮 - （粪氮-粪代谢氮）}{摄入氮} \times 100\%$$

摄入氮是指从食物中摄入的氮；粪氮是指随粪便排出的氮，包括肠道中不能被消化、吸收的氮和粪代谢氮；粪代谢氮是指机体不摄入氮时，粪便中所含有的氮，主要来自消化道脱落的上皮细胞、消化液和肠道中死亡的微生物所含的氮，当受试人完全不摄入含蛋白质的食物时，粪便中所测的氮即为粪代谢氮。如果不计粪代谢氮，所测得的结果为表观消化率，即：

$$表观消化率 = \frac{摄入氮-粪氮}{摄入氮} \times 100\%$$

由于表观消化率比实际消化率低，对蛋白质的消化吸收作了较低的估计，应用时安全系数较大，且易于测定，故较多采用。

（三）蛋白质生物价

蛋白质生物价的全称是蛋白质的生物学价值（Biological Value，BV），是以氮的摄入与排出的比较为基础，反映蛋白质经体内消化吸收后被机体利用的程度，蛋白质生物价的值越大，则该蛋白质利用率越高。

$$蛋白质生物价 = \frac{氮储留量}{氮吸收量} \times 100\%$$

其中：　　　　氮储留量 = 氮吸收量 - （尿氮-尿内源氮）

氮吸收量 = 摄入氮 - （粪氮-粪代谢氮）

即：

$$蛋白质生物价 = \frac{摄入氮 - （粪氮-粪代谢氮） - （尿氮-尿内源氮）}{摄入氮 - （粪氮-粪代谢氮）} \times 100\%$$

尿内源氮是指机体不摄入氮时，尿中排出的氮量。尿氮是指尿中排出的氮量，主要包括吸收进入机体未利用的氮和尿内源氮。

（四）蛋白质净利用率

蛋白质净利用率是表示摄入蛋白质在体内的利用情况，包括食物蛋白质的消化和利用两个方面，即：

$$蛋白质净利用率＝蛋白质生物价×表观消化率＝\frac{氮储留量}{氮摄入量}×100\%$$

（五）蛋白质的功效比值

蛋白质的功效比值是反映蛋白质用于机体生长的效率，以食用每克食物蛋白质所增加体重的克数表示（用于生长发育期）。一般以雄性断乳大鼠，用含量10%待测蛋白质饲料喂养10天，计算出单位质量摄入蛋白质的体重增加数，作为蛋白质的功效比值。计算公式如下：

$$蛋白质功效比值＝\frac{动物增加体重（克）}{摄入蛋白质量（克）}$$

（六）氨基酸评分

氨基酸评分也称化学评分，由于膳食蛋白质中必需氨基酸含量的不足，人体利用氮的效率就低。将被测食物蛋白质的必需氨基酸模式与推荐的理想模式或参考蛋白的模式进行比较，可以反映被测食物蛋白质的构成和利用率，衡量食物蛋白质的质量。氨基酸评分为被测食物蛋白质或氮中的氨基酸和理想模式或参考蛋白中每克蛋白质（或氮）中的氨基酸含量的比值，即

$$氨基酸评分＝\frac{被测蛋白质或氮中的氨基酸（毫克）}{理想模式参考蛋白每克蛋白质（或氮）中的氨基酸含量（毫克）}$$

四、蛋白质互补作用

（一）蛋白质互补作用的含义

由于食物蛋白质中限制氨基酸的种类和数量各不相同，若将几种食物进行混合，可取长补短，使其必需氨基酸的构成更接近人体需要量模式，从而提高蛋白质在体内的利用率，这种作用称为蛋白质的互补作用。

（二）蛋白质互补作用的原则

在日常生活中，人们应注意利用蛋白质的互补作用，以提高生活质量。为发

挥食物蛋白质的互补作用，在进行膳食调配时应遵循下列原则：

第一，食物生物学种属越远越好。食物生物学种属越近，其蛋白质所含的必需氨基酸的种类和数量可能越相似。例如，动物性与植物性食物混合时，蛋白质生物价值超过单纯物性食物之间的混合。

第二，搭配种类越多越好。各种食物要同时食用，合成组织器官的蛋白质所需要的必需氨基酸必须同时到达，才能发挥必需氨基酸的互补作用，合成组织、器官的蛋白质。

第三，食用时间越近越好。合成蛋白质所需的各种氨基酸应该同时具备才能发挥"组装"效果，而从食物中消化、吸收的氨基酸在体内储存的时间通常只有4~5小时，时间间隔越长，效果就越差。

五、蛋白质供给量及食物来源

成人以每日按80克的量摄入蛋白质为宜。1岁以内的婴儿每千克体重每日需要摄入蛋白质1.5~3克；14岁的男性青少年每日需要蛋白质的量较多，应达到85克；孕妇和哺乳期妇女每日需要摄入100克蛋白质。

人体每日必须摄入一定量的蛋白质才能维持机体的氮平衡。如果摄入蛋白质过少，会产生蛋白质缺乏症。蛋白质的缺乏有两种形式：一种是单纯的蛋白质缺乏，主要是因为饮食中缺乏蛋白质而其他营养素并不缺乏所致；另一种形式是蛋白质—能量营养不良，是由于蛋白质和能量摄入均不足而引起的营养缺乏病。蛋白质—能量营养不良患者摄入的蛋白质和能量应比正常人高，干瘦型的人应多补充蛋白质，水肿型的人应多补充能量。

但是，蛋白质（尤其是动物蛋白质）摄入过多对人体同样有害。首先，随着过多的动物性蛋白质的摄入，必然会摄入较多的动物脂肪和胆固醇。其次，由于在正常情况下人体并不储存蛋白质，蛋白质摄入过多，就必须将过多的蛋白质脱氨分解为含氮废物以尿的形式排出，这一过程需要大量水分，从而增加了肾脏的负担；同时也会使体内氮含量过多而造成蛋白质中毒症。另外，过多地摄入动物蛋白质，还会造成含硫氨基酸摄入过多，这样会加速骨骼中钙的丢失，易产生骨质疏松症。

蛋白质广泛存在于动植物性食物之中。动物性蛋白质质量好、利用率高，但同时富含饱和脂肪酸和胆固醇，而植物性蛋白质利用率偏低，因此，注意蛋白质互补，适当进行搭配是非常重要的。大豆可提供丰富的优质蛋白质，其保健功能越来越被世界所认识；牛奶是富含多种营养素的优质蛋白质食物来源，我国的人均牛奶年消费量很低，应大力提倡我国各类人群增加牛奶和大豆及其制品的消费。

第二节　脂　　类

一、脂类的分类

（一）油脂

油脂即甘油三酯，或称为脂酰甘油，是油和脂肪的统称。一般将常温下呈液态的油脂称为油，呈固态的称为脂肪。

脂肪是由甘油和脂肪酸脱水合成形成的。脂肪酸的羧基中的−OH 与甘油羟基中的−H 结合而失去一分子水，于是甘油与脂肪酸之间形成酯键，变成了脂肪分子。

脂肪中的 3 个酰基（无机或有机含氧酸除去羟基后所余下的原子团）一般是不同的，来源有碳十六、碳十八或其他脂肪酸。有双键的脂肪酸称为不饱和脂肪酸，没有双键的称为饱和脂肪酸。

动物的脂肪中，不饱和脂肪酸很少，植物油中比较多。膳食中饱和脂肪太多会引起动脉粥样硬化，因为脂肪和胆固醇均会在血管内壁上沉积形成斑块，这样就会妨碍血液流动，引发心血管疾病。由于血管壁上有沉淀物，会使血管变窄，所以肥胖症患者更容易患上高血压等疾病。

油脂分布十分广泛，各种植物的种子、动物的组织和器官中都存有一定数量的油脂，特别是油料作物的种子和动物皮下的脂肪组织，油脂含量丰富。人体内的脂肪占体重的 10%~20%。人体内脂肪酸种类很多，生成甘油三酯时有不同的排列组合方式，因此，甘油三酯具有多种存在形式。储存能量和供给能量是脂肪最重要的生理功能。1 克脂肪在体内完全氧化时可释放出 38 千焦的能量，比 1 克糖或蛋白质所释放的能量多 2 倍以上。脂肪组织是体内专门用于储存脂肪的组织，当机体需要能量时，脂肪组织细胞中储存的脂肪可被动员出来分解以供给机体的需要。此外，高等动物和人体内的脂肪还有减少身体热量损失、维持体温恒定、减少内部器官之间摩擦和缓冲外界压力的作用。

（二）类脂

类脂主要指在结构或性质上与油脂相似的天然化合物，包括磷脂、糖脂、胆固醇及类固醇三大类。

磷脂是含有磷酸的脂类，包括由甘油构成的甘油磷脂与由鞘氨醇构成的鞘磷脂。在动物的脑和卵、大豆的种子中磷脂的含量较高。

糖脂是含有糖基的脂类。

胆固醇及类固醇等物质主要包括胆固醇、胆酸、性激素及维生素 D 等。这些物质对于生物体维持正常的新陈代谢和生殖过程起着重要的调节作用。

另外，胆固醇还是脂肪酸盐、维生素D以及类固醇激素等的合成原料，对于调节机体脂类物质的吸收，尤其是脂溶性维生素（A、D、E、K）的吸收以及钙、磷代谢等均起着重要作用。这三大类类脂是生物膜的重要组成成分，构成疏水性的"屏障"，分隔细胞水溶性成分并将细胞划分为细胞器、核等小的区室，保证细胞内同时进行多种代谢活动而互不干扰，维持细胞正常结构与功能等。

二、脂肪酸和必需脂肪酸

（一）脂肪酸

脂肪酸按碳链长度（链上所含碳原子数目）的不同，可分成短链（含4~6个碳原子）脂肪酸、中链（含8~14个碳原子）脂肪酸、长链（含16~18个碳原子）脂肪酸和超长链（含20个或更多碳原子）脂肪酸四类。人体内主要含有长链脂肪酸组成的脂类。自然界中的脂肪酸几乎都是偶数碳原子脂肪酸，奇数碳原子脂肪酸是由微生物产生的，一般很少见。能被人体吸收的只有偶数碳原子脂肪酸。

脂肪酸按饱和度分类可分为饱和脂肪酸与不饱和脂肪酸两大类。饱和脂肪酸的分子结构中不含双键，动植物脂肪中所含的饱和脂肪酸主要有硬脂酸、软脂酸、花生酸和月桂酸等。不饱和脂肪酸按不饱和程度可分为单不饱和脂肪酸与多不饱和脂肪酸。单不饱和脂肪酸在分子结构中仅有一个双键，如油酸，普遍存在于动植物脂肪中，没有气味和滋味，但容易与空气中的氧气作用发生氧化酸败引起食物的变质。多不饱和脂肪酸在分子结构中含两个或两个以上的双键，主要有亚油酸、亚麻酸、花生四烯酸等。

血浆中胆固醇的含量受食物中饱和脂肪酸的影响。饱和脂肪酸可增加肝脏合成胆固醇的速度，提高血浆中胆固醇的浓度。饱和脂肪酸摄入量高是导致血浆中胆固醇、甘油三酯和低密度脂蛋白胆固醇升高的主要原因，过多摄入将增大患动脉粥样硬化和冠心病的概率。单不饱和脂肪酸在体内可转变为重要衍生物，几乎参与所有的细胞代谢活动，具有特殊的营养功能。因此，在考虑脂肪需要量时，必须同时考虑饱和脂肪酸、单不饱和脂肪酸和多不饱和脂肪酸三者之间的比例。不饱和脂肪酸含量高的油脂，其营养价值相对较高。最理想的膳食构成中饱和脂肪酸、单不饱和脂肪酸和多不饱和脂肪酸三者之间的比例为1:1:1。

天然食物中含有各种脂肪酸，多以甘油三酯的形式存在。脂肪酸的饱和程度越高、碳链越长，其熔点也越高。一般地说，动物性脂肪（如牛油、奶油和猪油）比植物性脂肪含饱和脂肪酸多，一般含40%~60%的饱和脂肪酸、30%~50%的单不饱和脂肪酸，含多不饱和脂肪酸含量极少，在常温下呈固态，酶解的速度慢，消化吸收的速度较慢。植物油含10%~20%的饱和脂肪酸和80%~90%

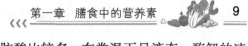

的不饱和脂肪酸,而多数含多不饱和脂肪酸比较多,在常温下呈液态,酶解的速度快,消化吸收的速度较快。但椰子油仅含5%的单不饱和脂肪酸和1%~2%的多不饱和脂肪酸,这种情况在植物油中较少。

（二）必需脂肪酸

一类维持生命活动所必需的,体内不能合成或合成速度不能满足需要而必须从外界摄取的脂肪酸,称为必需脂肪酸。亚油酸和α-亚麻酸是人体必需脂肪酸,这两种必需脂肪酸还可在体内分别合成花生四烯酸、二十碳五烯酸（EPA）、二十二碳六烯酸（DHA）等人体不可缺少的脂肪酸。花生四烯酸由亚油酸衍生而来,当合成不足时,必须由食物供给,也可列入必需脂肪酸。花生四烯酸对预防心血管疾病、糖尿病和肿瘤等具有重要功效。EPA有助于降低胆固醇和甘油三酯的含量,促进体内饱和脂肪酸的代谢,从而起到降低血液黏稠度,增进血液循环,提高组织供氧消除疲劳,防止脂肪在血管壁的沉积,预防动脉粥样硬化的形成和发展,预防脑血栓、脑出血、高血压等心血管疾病的作用。DHA能影响胎儿大脑发育以及促进视网膜光感细胞的成熟。

必需脂肪酸在人体内具有重要的生理功能,主要表现在以下几个方面:

（1）构成人体组织。脂肪中的磷脂和胆固醇是人体细胞的主要成分,脑细胞和神经细胞中含量最多。一些胆固醇是制造体内固醇类激素的必需物质,如肾上腺皮质激素、性激素等。

（2）与胆固醇代谢有密切关系。胆固醇只有与必需脂肪酸结合后,才能在体内转运,进行正常的代谢,防止动脉粥样硬化。

（3）具抗氧化作用,对射线引起的一些皮肤损害有保护作用。

（4）它是前列腺素在体内合成的原料。前列腺素广泛存在于许多组织中,由花生四烯酸转化而成。

（5）维持正常的视觉功能。亚麻酸可在体内转变成DHA,DHA在视网膜光受体中含量丰富,是维持视紫红质正常功能的必需物质。

（6）动物精子的形成也与必需脂肪酸有关。膳食中长期缺乏必需脂肪酸,动物可出现不育症。

必需脂肪酸最好的食物来源是植物油类,特别是棉籽油、大豆油、玉米油和芝麻油。小麦胚芽油中亚油酸的含量很高。豆油和紫苏子油中有较多亚麻酸。动物油脂中必需脂肪酸的含量比一般植物油中的要低。一般认为必需脂肪酸应占每日膳食能量的3%~5%。婴儿对必需脂肪酸的需求较成人迫切,对它的缺乏也较敏感。

三、磷脂与胆固醇

磷脂不仅是生物膜的重要组成成分,而且对脂肪的吸收和转运以及储存脂肪酸，特别是不饱和脂肪酸起着重要作用。磷脂主要存在于蛋黄、瘦肉、脑、肝和肾中，机体自身也能合成所需要的磷脂。磷脂按其组成结构可以分为两类：磷酸甘油酯和神经鞘磷脂。前者以甘油为基础，后者以神经鞘氨醇为基础。人体除自身能合成磷脂外，每天从食物中也可以得到一定量的磷脂。磷脂的缺乏会造成细胞膜结构受损，使毛细血管的脆性和通透性增加，皮肤细胞对水的通透性增高，引起水代谢紊乱，产生皮疹等。

胆固醇是人体中主要的固醇类化合物。人体各组织中皆含有胆固醇，它是许多生物膜的重要组成成分（在细胞内除线粒体膜及内质网膜中含量较少）。人体内90%的胆固醇存在于细胞之中。胆固醇还是合成维生素D、肾上腺皮质激素、性激素等重要活性物质的重要原料，是制造体内固醇类激素的必需物质。肝脏是胆固醇代谢的中心，合成胆固醇的能力最强，人体每天合成胆固醇1~1.2克，而在肝脏中合成的量占总合成量的80%。同时，肝脏还能促使胆固醇形成胆汁酸，人体内约有80%的胆固醇是在肝脏内转变成胆汁酸的。植物中不含胆固醇，但存在与胆固醇十分相似的物质植物固醇。植物固醇不但不被人体吸收，还有抑制小肠吸收胆固醇的作用，而且还可在人体内转变成胆汁酸和性激素，参与人体代谢。

胆固醇广泛存在于动物性食物之中，如肉类、内脏、脑、蛋黄和奶油等，人体自身也可以利用内源性胆固醇，所以一般不存在胆固醇缺乏。相反，由于它与高脂血症、动脉粥样硬化、心脏病等相关，人们往往关注体内过多胆固醇带来的危害性。

胆固醇可直接被人体吸收。如果食物中的胆固醇和其他脂类呈结合状态，则其先被胆固醇酯酶水解成游离的胆固醇，再被吸收。体内胆固醇由肝脏排出胆汁，随胆汁进入肠道，一部分在小肠被重新吸收，未吸收的部分在小肠下段经细菌作用后转变为粪固醇，随粪固醇排出体外。影响胆固醇吸收的因素有以下几个方面：

（1）胆汁酸是促进胆固醇吸收的重要因素，胆汁酸缺乏时，会明显降低胆固醇的吸收。

（2）食物中脂肪不足时，也会影响胆固醇的吸收。

（3）胆固醇在肠道中的吸收率随食物胆固醇含量的增加而下降。

（4）膳食中含饱和脂肪酸过高，可使血浆胆固醇升高，摄入较多不饱和脂肪酸，如亚油酸，血浆胆固醇即降低。

（5）植物性食物中的谷固醇和膳食纤维可减少胆固醇的吸收，从而可降低血胆固醇。

四、脂类的生理功能

（一）供给与储存能量

脂肪是体内供应能量和储存能量的重要物质。正常人能量的60%~70%来源于糖类，只有20%～25%来源于脂肪。但在空腹时50%以上的能量需要通过脂肪氧化分解获得。禁食1～3天，所需能量85%来自脂肪的氧化，脂肪是饥饿时体内能量的主要来源。脂肪除能在体内供能外，还是能量储存的主要形式。当机体摄入糖、脂肪、蛋白质过多，不能被完全消耗时，都以脂肪的形式储存于体内。

（二）构成组织结构

脂类是维持细胞正常结构和功能的重要成分，如生物膜是由磷脂、糖脂和胆固醇组成的类脂层，脑和外周神经含有鞘磷脂等。

（三）提供必需脂肪酸

必需脂肪酸对人体有许多重要的生理功能。它是细胞重要的构成物质，尤其是对线粒体和细胞膜结构特别重要。必需脂肪酸缺乏时细胞对水的通透性增加，毛细血管脆性增高，皮肤发生湿疹性改变并可发生血尿；它是合成磷脂和前列腺素的必需原料，还与精细胞生成等发育有关；它能与胆固醇结合成酯，从而促进胆固醇代谢，防止胆固醇在肝脏和血管壁上沉积，故对预防心血管疾病有着重要的意义。

（四）提供脂溶性维生素

脂肪还可提供脂溶性维生素，并对食物的营养价值有一定的保护作用。如果食物中缺少脂肪，将影响脂溶性维生素的吸收和利用。

（五）调节体温和保护内脏器官

脂肪大部分储存在皮下，用于调节体温，保护对温度敏感的组织，防止热能散失。

（六）增加饱腹感及摄食的口感

由于脂肪在人体胃内停留的时间较长，因此摄入含脂肪高的食物，可使人有饱腹感，不易饥饿。另外，脂肪可以增加摄入食物的烹饪效果，增加食物的香味，使人感到可口。脂肪还能刺激消化液的分泌。

五、脂肪营养价值的评价

在营养学上，主要通过脂肪的消化率、脂肪酸的种类与含量、脂溶性维生素的含量三个方面对脂肪的营养价值进行评价。

（一）脂肪的消化率

食物脂肪的消化率与熔点成反比，熔点在50℃以上的脂肪不易消化吸收，熔点接近体温或低于体温的脂肪的消化率较高。食物脂肪的消化率还与其所含的不饱和脂肪酸有关，双键数目越多，消化率也就越高。人体对动物脂肪的消化吸收较差，而对植物油的消化吸收较好；在畜肉中饱和脂肪酸含量多，而在鱼油中不饱和脂肪酸多，因此，鱼油的营养价值大于畜肉脂肪。

（二）脂肪酸的种类和含量

不饱和脂肪酸含量较高的油脂，必需脂肪酸的含量较高，营养价值相对较高。因此，植物油的营养价值高。

（三）脂溶性维生素的含量

脂溶性维生素包括维生素 A、D、E 和 K，脂溶性维生素含量高的脂肪，营养价值也高。肝脏中的维生素 A 和维生素 D 含量丰富，特别是某些海产鱼的肝脏中含量较高；乳、蛋黄中维生素 A 和维生素 D 的含量比较丰富；植物油中含有丰富的维生素 E，特别是谷类种子的胚油中维生素 E 更多，所以这些食物脂肪的营养价值高。

六、脂类供给量及食物来源

在一般情况下，脂肪的摄入量以占总热能的 20%~30% 为宜，儿童、青少年应高于此比例。一般认为，必需脂肪酸的摄入量应不少于总热能的 3%，饱和脂肪酸在热能当中的比例不超过 10%，胆固醇每日的摄入量应在 300 毫克以下。

膳食中的脂肪主要来源于食用油脂、动物性食物和坚果类食物。食用油脂中含有约 100% 的脂肪，日常膳食中的植物油主要有豆油、花生油、菜籽油、芝麻油、玉米油、棉籽油等，主要含不饱和脂肪酸，并且是人体必需脂肪酸的良好来源。动物性食物中以畜肉类脂肪含量最为丰富，在水产品、奶油中也较多，动物脂肪相对含饱和脂肪酸和单不饱和脂肪酸多，多不饱和脂肪酸含量较少。猪肉的脂肪含量为 30%~90%，但不同部位中的含量差异很大（只在腿肉和瘦肉中脂肪含量较少，约 10%）。牛肉、羊肉中的脂肪含量要比猪肉低很多，如瘦牛肉中的脂肪含量仅为 2%~5%，瘦羊肉中的脂肪含量只有 2%~4%。动物内脏（除大肠外）的脂肪含量皆较低，但胆固醇的含量较高。禽肉一般含脂肪量较低，大多在 10% 以下。鱼类脂肪含量也基本低于 10%，多数在 5% 左右，且其脂肪含不饱和脂肪酸多。蛋类以蛋黄中的脂肪含量为高，约占 30%，胆固醇的含量也高，全蛋中的脂肪含量仅为 10% 左右，其组成以单不饱和脂肪酸为多。

除动物性食物外，植物性食物中的坚果类（如花生、核桃、瓜子、榛子等）的脂肪含量较高，最高可达 50% 以上，不过其脂肪的组成大多以亚油酸为主，所以是多不饱和脂肪酸的重要来源。

另外，含磷脂丰富的食品有蛋黄、瘦肉、脑、肝脏、大豆、麦胚和花生等。含胆固醇丰富的食物包括动物的内脏、脑、蟹黄和蛋黄，肉类和乳类中也含有一定量的胆固醇。

第三节　维　生　素

一、维生素概述

（一）维生素共同特点

　　（1）维生素是人体代谢不可缺少的成分，均为有机化合物，都是以本体（维生素本身）的形式或可被机体利用的前体（维生素原）的形式存在于天然食物中。

　　（2）维生素在体内不能合成或合成量不足，也不能大量储存于机体的组织中，虽然需求量很小，但必须由食物供给。

　　（3）维生素在体内不能提供热量，也不能构成身体的组织，但具有特殊的代谢功能。

　　（4）人体一般仅需少量的维生素就能满足正常的生理需要。但若供给不足，就会影响相应的生理功能，严重时会产生维生素缺乏病。

　　由上可见，维生素与其他营养素的区别在于它既不供给机体热能，也不参与机体组成，只需少量即可满足机体需要，但绝对不可缺少。缺乏任何一种维生素都会引起疾病。

（二）维生素命名及分类

　　维生素的种类很多，根据其溶解性可分为脂溶性维生素和水溶性维生素两大类，见表1-1。脂溶性维生素包括维生素A、维生素D、维生素E、维生素K；水溶性维生素包括维生素B_1、维生素B_2、烟酸、维生素B_6、维生素B_{12}、叶酸、泛酸、胆碱、生物素及维生素C等。

表1-1　各种维生素一览表

名称	日需要量	食物来源	生理功能	缺乏症
A	80微克	动物的肝、肾、蛋及乳；绿色蔬菜及红黄色蔬菜与水果中含有的类胡萝卜素	构成视紫红质，维持上皮组织的完整与分化，促进生长发育	夜盲症、眼干燥症、皮肤干燥、毛囊丘疹

续表1-1

名称	日需要量	食物来源	生理功能	缺乏症
D	5~10微克	海水鱼（如鲱鱼、鲑鱼和沙丁鱼）、动物的肝脏、蛋黄、牛肉、黄油等动物性食物及鱼肝油制剂；植物性食物（如蘑菇、草类）中也含有一定量	调节钙、磷代谢，促进钙、磷吸收，促进骨盐代谢与骨的生成	佝偻病（儿童）、软骨病（成人）
E	8~10微克	只在植物中合成	抗氧化，保护生物膜，维持生殖机能，促进血红素合成	尚未发现
K	60~80微克	肠道细菌合成；广泛分布于植物性食物和动物性食物中	促进肝合成凝血因子	皮下出血、肌及胃肠道出血
B_1	1.2~1.5微克	广泛存在于天然食物中，主要是植物种子的外皮及胚芽	酮酸氧化酶的辅酶、抑制胆碱酯酶活性、转酮醇酶的辅酶	脚气病、末梢神经炎
B_2	1.2~1.5微克	广泛存在于动物性食物和植物性食物中	构成黄素酶的辅酶，生物氧化过程的递氢体	口角炎、舌炎、皮炎、阴囊炎
烟酸	15~20微克	广泛存在于食物中，主要为动物性食物	构成多种脱氢酶的辅酶，生物氧化过程的递氢体	癞皮病
B_6	2毫克	动物性来源的食物中维生素B_6的生物利用率要优于植物性来源的食物	氨基酸转氨酶和脱羧酶的辅酶，ALA合成酶的辅酶	尚未发现
泛酸	5毫克	广泛存在于动物性食物和植物性食物中	构成酰基转移酶的辅酶	尚未发现
生物素	25~300微克	广泛存在于各种动植物食物中，人体的肠道细菌也能合成	构成多种羧化酶的辅酶，参与CO_2的固定	尚未发现
叶酸	200~400微克	广泛存在于动物性食物和植物性食物中	以四氢叶酸的形式参与一碳单位的转移	巨幼红细胞贫血

续表 1-1

名称	日需要量	食物来源	生理功能	缺乏症
B$_{12}$	2~3 微克	主要来源于动物性食物，主要食物来源为肉类、动物内脏、鱼、禽、贝壳类及蛋类，尤其是肝脏	促进甲基转移、DNA 合成、红细胞成熟	巨幼红细胞贫血
C	60 毫克	新鲜植物中的含量较多	参与体内羟化反应，参与氧化还原反应，促进铁吸收	坏血病

脂溶性维生素溶于脂肪及脂溶剂中，在食物中与脂类共同存在，在肠道吸收时也与脂类吸收有密切关系。而水溶性维生素不溶于脂肪及脂溶剂，易溶于水，容易在烹调加工中损失。

脂溶性维生素只能够溶解储存在脂肪组织中，故排泄率不高，可在体内长期大量地储存，长期摄入过多可在体内蓄积以至引起中毒。水溶性维生素可以轻易地溶于体内水溶液中，产生毒害作用的可能性很小，摄入过量一般不会引起中毒，但常会干扰其他营养素的代谢。体内缺乏水溶性维生素的可能性较大。补充维生素必须遵循合理的原则，不宜盲目加大剂量。

二、维生素 A

维生素 A 的化学名为视黄醇，是最早被发现的维生素。维生素 A 有两种：一种是维生素 A 醇，是最初的维生素 A 形态（只存在于动物性食物中）；另一种是胡萝卜素，在体内转变为维生素 A 的预成物质（可从植物性及动物性食物中摄取）。维生素 A 的计量单位有 USP 单位（United States Pharmocopea）、IU 单位（International Units）、RE 单位（Retinol Equivalents）三种。维生素 A 较稳定，一般的烹调加工方法不致破坏，但易被空气氧化破坏，尤其在高温和紫外线照射下。如果食物中同时含有磷脂、维生素 E 和维生素 C 或其他抗氧化物质，则对维生素 A 有保护作用。

（一）维生素 A 的消化和吸收

维生素 A 在小肠与胆汁酸脂肪分解产物一起被乳化，由肠黏膜吸收。维生素 A 在人体的储存量随着年龄递增而减少，老年人明显低于年轻人，不同性别储存量也不同。维生素 A 在体内的平均半衰期为 128~154 小时，在无维生素 A 摄入时，每日肝中损失（分解代谢）率约为 0.5%。

（二）维生素 A 的生理功能

（1）维持正常视觉功能，防止夜盲症。人视网膜中有杆状细胞和锥状细胞，分别对弱光和强光敏感，以维持昼夜的正常视力。其中杆状细胞内含的感光物质为视紫红质，对弱光敏感，与暗视觉有关。当维生素 A 缺乏时，视紫红质合成减少，暗适应能力下降，甚至造成夜盲症。

（2）维护上皮组织的健康。当维生素 A 缺乏时会出现上皮组织萎缩、皮肤干燥、角化过度、脱屑、腺体分泌减少、角膜溃疡等病症。

（3）促进生长发育。维生素 A 有助于细胞增殖与生长，是机体生长的要素，对婴幼儿生长发育特别重要。当维生素 A 缺乏时，可能出现生长停滞、发育不良等现象。

（4）抗癌作用。近年来发现维生素 A 能防止多种类型的上皮癌的发生和发展。当身体缺乏维生素 A 时，容易致癌。

（5）抗氧化作用。维生素 A 可保护微血管免受自由基侵害，提高免疫力。β-胡萝卜素这一功能更强，转化为维生素 A 后功能减弱。

（6）预防贫血。维生素 A 可改善铁的吸收和运输，预防缺铁性贫血。

（三）维生素 A 的缺乏和过量

1. 维生素 A 缺乏

夜盲症是人类缺乏维生素 A 最早出现的症状之一。患夜盲症者夜间视力减退，暗适应时间延长。

维生素 A 缺乏最明显的一个结果是眼干燥症，患眼干燥症时眼睛对光敏感，眼睑肿胀，眼泪分泌停止，粘满脓液，发展下去可致失明。皮肤病是维生素 A 缺乏的另一重要表现，其早期表现在口腔、咽喉、呼吸道及泌尿生殖道等部位的病变。长期摄取不足，毛囊角化过度，皮肤干燥形似鸡皮，多见于上下肢，以后向腹部、背部、颈部蔓延，使人抗感染能力下降。

此外，维生素 A 缺乏时，免疫功能降低，血红蛋白合成代谢出现障碍，生殖失调，儿童生长发育迟缓。

2. 维生素 A 过量

维生素 A 在体内过多时，因其具有脂溶性不能随尿排出，而储存于肝脏和其他部位，最后达到中毒水平，可引起急、慢性中毒。急性中毒可出现头痛、恶心、呕吐、脱皮等症状；慢性中毒可出现肝大、长骨末端外周部分疼痛、皮肤瘙痒、肌肉僵硬等症状。

过量食入胡萝卜素可出现高胡萝卜素血症，易出现类似黄疸的皮肤，此外，还有维生素 A 过多致胎儿畸形的报道，普通膳食一般不会引起维生素 A 过多，其过多主要是由于摄入维生素 A 浓制剂引起的，但也有食用狗肝或鲨鱼肝引起中毒的报道。

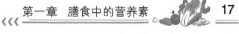

（四）维生素 A 的食物来源

维生素 A 主要来源于动物性食物，如动物肝脏、蛋黄、奶类及鱼肝油等。维生素 A 原主要是 β-胡萝卜素，多存在于红、黄、绿色蔬菜和水果中，如胡萝卜、菠菜、油菜、苜蓿、辣椒和杏、芒果、柿子等。β-胡萝卜素在体内可转化为维生素 A。需要注意的是：水果和蔬菜的颜色深浅并非是显示含维生素 A 多寡的绝对指标。

三、维生素 D

维生素 D 为固醇类衍生物，具抗佝偻病作用，又称抗佝偻病维生素。维生素 D 家族成员中最重要的成员是 D_2 和 D_3。植物不含维生素 D，但维生素 D 原在动植物体内都存在。

（一）维生素 D 的消化、吸收和代谢

口服的 D_2 或 D_3，至小肠，在胆汁的作用下，与脂质一同由黏膜吸收成乳糜微粒经淋巴系统入肝；注射的 D_2 或 D_3 吸收后也经血入肝。在肝细胞微粒体经 25-羟化酶的作用形成 25-OHD 入血，25-OHD 为血清中多种维生素 D 代谢产物中含量最多且最稳定的一种，其血清浓度可代表机体维生素 D 营养状态，正常值为 11~68 毫克/毫升。25-OHD 经血入肾，在近端曲管细胞的线粒体内经 1-α 羟化酶的作用生成 1，25-(OH)2D，其产生受内分泌系统的严格控制，其血清含量随人体对钙、磷的需要而增多或减少。血（甲状旁腺素）PTH 的升高及钙、磷降低，使 1-α 羟化酶活性增强，致 1，25-(OH)2D 增多；血钙、磷增高时，24-R 羟化酶活性增强，使 24，25-(OH)2D 增多。许多组织的细胞有 1，25-(OH)2D 的受体，如小肠黏膜细胞、骨细胞、肾远端曲管细胞、皮肤生发层细胞、胰岛细胞及乳腺细胞等。肾、肠、软骨等细胞的线粒体并有 24-R 羟化酶，在血钙、磷正常或升高时，25-OHD 在肾、肠经 24-羟化酶羟化成 24，25-(OH)2D，其生物活性远低于 1，25-(OH)2D。

正常人摄入 D_2 或 D_3 后，80%以上可自小肠吸收，其代谢物与部分 D_2 或 D_3 自胆汁粪便排泄。4%以下自尿液排出。摄入或充分晒太阳后合成较多量维生素 D 时，可储于脂肪及肝达数月。

（二）维生素 D 的生理功能

维生素 D 主要有以下生理功能：

（1）提高肌体对钙、磷的吸收，使血浆钙和血浆磷的水平达到饱和程度。

（2）促进生长和骨骼钙化，促进牙齿健全。

（3）通过肠壁增加磷的吸收，并通过肾小管增加磷的再吸收。

（4）维持血液中柠檬酸盐的正常水平。

（5）防止氨基酸通过肾脏损失。

（三）维生素 D 的缺乏和过量

1. 维生素 D 缺乏

维生素 D 缺乏性佝偻病简称佝偻病，是维生素 D 缺乏引起钙、磷代谢紊乱造成的代谢性骨骼疾病。我国小于 3 岁的儿童中佝偻病发病率为 20%~30%，部分地区已达 80% 以上，因此是婴幼儿期常见的营养缺乏症之一，卫生部将其列为儿童保健四种疾病之一。临床表现以多汗、夜惊、烦躁不安和骨骼改变为特征。该病常与维生素 D 的摄入不足、少见阳光、吸收不良、代谢障碍（如肝肾疾病或长期使用抗癫痫药物）等有关。

2. 维生素 D 过量

维生素 D 过量导致中毒往往是长期大剂量服用浓缩鱼肝油所致。临床表现为低热、厌食、精神不振、头痛、体重下降、多尿，血清钙、磷升高，易发生软组织钙化、肾结石等。此时需立即停服维生素 D，限制钙盐摄入等。

（四）维生素 D 的食物来源

维生素 D 的食物来源有三个方面，即正常的食物、维生素 D 强化食物和浓缩的天然食物。我国建议孕妇每日应摄取 10 微克的维生素 D，为了达到这个供给量标准，孕妇应注意多从食物中摄取维生素 D，增加日光照射时间，以防止维生素 D 缺乏症的出现。

一般的食物维生素 D 含量不丰富。含量较多的食物有海产鱼类、蛋类和黄油。维生素 D 强化食品多为奶类食品和婴儿食品。近年来我国多数大城市采用鲜奶强化维生素 D 的摄入。

四、维生素 E

维生素 E 又称生育酚，是最主要的抗氧化剂之一，可溶于脂肪和乙醇等有机溶剂，不溶于水，对热、酸稳定，对碱不稳定，对氧敏感，对热不敏感，但油炸时维生素 E 活性明显降低。在早期研究过程中发现维生素 E 与生殖有关，被命名为生育酚，是一种延缓衰老的维生素，所以被称为能吃的美容化妆品。

（一）维生素 E 的消化和吸收

在胆酸、胰液和脂肪存在时，维生素 E 在脂酶的作用下，以混合微粒在小肠上部经非饱和的被动弥散方式被肠上皮细胞吸收。各种形式的维生素 E 被吸收后大多由乳糜微粒携带经淋巴系统到达肝脏。肝脏中的维生素 E 通过乳糜微粒和极低密度脂蛋白（VLDL）的载体作用进入血浆。乳糜微粒在血循环的分解过程中，将吸收的维生素 E 转移进入脂蛋白循环，其他的作为乳糜微粒的残骸。α-生育酚的主要氧化产物是 α-生育醌，在脱去含氢的醛基后生成葡萄糖醛酸。葡萄糖醛酸可通过胆汁排泄，或进一步在肾脏中被降解产生 α-生育酸从尿中排泄。

（二）维生素 E 的生理功能

（1）抗氧化作用。维生素 E 是一种很强的抗氧化剂，在体内保护细胞膜的完整性和正常功能，使其免受过氧化物的损害，起到保护血管、心脏、乳房、眼睛、皮肤等器官和预防多种疾病的作用。

（2）维持生育功能。维生素 E 与雄性动物的精子生成和雌性动物的生育能力有关，所以称其为生育酚。临床用于治疗不孕症、先兆性流产和习惯性流产等。

（3）抗衰老作用。组织衰老时细胞内常出现脂褐素沉着现象。维生素 E 具有减少组织内脂褐素的产生、改善皮肤弹性以及延迟性腺萎缩等防衰老作用。

（4）防癌及增强免疫作用。维生素 E 能阻止致癌物质亚硝胺的生成，维持血液白细胞的正常功能，从而对防止癌症、增强机体免疫有积极作用。

（5）预防心脑血管疾病。维生素 E 能减少血小板聚集、扩张血管、改善血液循环，从而可预防心脑血管疾病。

（三）维生素 E 的缺乏和过量

1. 维生素 E 缺乏

维生素 E 缺乏症是以脑软化症、渗出性素质、白肌病和繁殖障碍为特征的营养缺乏性疾病，其临床症状主要有红细胞被破坏、肌肉变性、贫血症、生殖机能障碍等。

2. 维生素 E 过量

长期服用大剂量维生素 E 可引起各种疾病。其中较为严重的有：

（1）血栓性静脉炎或肺栓塞，或两者同时发生，这是由于大剂量维生素 E 可引起血小板聚集和形成。

（2）血压升高，停药后血压可以降低或恢复正常。

（3）男女两性均可出现乳房肥大。

（4）头痛、头晕、眩晕、视力模糊、肌肉衰弱。

（5）皮肤皲裂、唇炎、口角炎、荨麻疹。

（6）糖尿病或心绞痛症状明显加重。

（7）激素代谢紊乱，凝血酶原降低。

（8）血中胆固醇和甘油三酯水平升高。

（9）血小板增加，免疫功能减退。

（10）肌肉衰弱、疲劳、呕吐和腹泻。

（四）维生素 E 的食物来源

维生素 E 广泛存在于植物油中，其中以麦芽胚油和玉米油含量最多。某些谷类、坚果类食物及绿叶菜中也含有一定数量的维生素 E；肉类、奶油、乳、蛋及鱼肝油中也含有维生素 E。

五、维生素 K

维生素 K 也称凝血维生素，是肝脏中凝血酶原和其他因子合成必不可少的物质。

（一）维生素 K 的消化与吸收

维生素 K 有三种形式：维生素 K_1（叶绿醌）存在于绿叶植物中；维生素 K_2（甲萘醌），存在于发酵食品中，由细菌合成，具有天然维生素 K 的基础结构，生物活性高；维生素 K_3，人工合成产物。天然存在的维生素 K 是黄色油状物，人工合成的是黄色结晶粉末。这三种维生素 K 都抗热和抗水，但易遭酸、碱、氧化剂和光（特别是紫外线）的破坏。由于天然食物中维生素 K 对热稳定，并且不是水溶性的，因而在正常的烹调过程中只损失很少部分。

由于绿叶蔬菜含有丰富的维生素 K_1，肠道细菌能合成提供部分维生素 K_2，故通常情况下人体不会出现维生素 K 缺乏症。

（二）维生素 K 的生理功能

维生素 K 控制血液凝结。维生素 K 是四种凝血蛋白（凝血酶原、转变加速因子、抗血友病因子和司徒因子）在肝内合成必不可少的物质。

（三）维生素 K 的缺乏与过量

缺乏维生素 K 会延迟血液凝固。天然形式的维生素 K 不会产生毒性．甚至大量服用也无毒。

（四）供给量及食物来源

我国推荐的每日膳食中维生素 K 的参考摄入量为：青少年每千克体重 2 毫

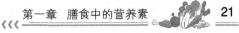

克，成年人日摄入量为 120 毫克。

人体中维生素 K 的来源有两个方面：一方面由肠道细菌合成，占 50%～60%；另一方面来自食物，占 40%～50%。维生素 K 广泛分布于植物性食物和动物性食物中，绿叶蔬菜中的含量最高，其次是乳品及肉类，水果及谷类中含量低。因为人体对维生素 K 的需要量低，大多数食物都可以满足机体的需要，人体一般不会缺乏维生素 K。但母乳例外，其中维生素 K 的含量低，甚至不能满足 6 个月以内婴儿的需要，应注意补充。

六、维生素 B_1

维生素 B_1，又称硫胺素或抗神经炎素，是由嘧啶环和噻唑环结合而成的一种 B 族维生素。为白色结晶或结晶性粉末，有微弱的特臭，味苦，有引湿性，露置在空气中易吸收水分。pH 值在 3.5 时可耐 100℃高温，pH 值大于 5 时易失效。遇光和热时效用下降，故应置于遮光、凉处保存，不宜久储。在酸性溶液中很稳定，在碱性溶液中不稳定，易被氧化和受热破坏。

（一）维生素 B_1 的消化和吸收

食物中的维生素 B_1 有三种形式，即游离形式、硫胺素焦磷酸酯和蛋白磷酸复合物。结合形式的维生素 B_1，在消化道裂解后被吸收。吸收的主要部位是空肠和回肠。大量饮茶会降低肠道对维生素 B_1 的吸收；酒精中含有抗维生素 B_1 物质；叶酸缺乏可导致维生素 B_1 吸收障碍。维生素 B_1 由尿液排出，不能被肾小管再吸收。

维生素 B_1 在胃肠道主要是被十二指肠吸收。吸收不良综合征或饮酒过多可阻止维生素 B_1 的吸收。肌肉注射维生素 B_1 吸收迅速。吸收后可分布于机体各组织中，也可进入乳汁，体内不储存。血浆半衰期约为 0.35 小时。肝内代谢，经肾排泄。

维生素 B_1 在肝、肾和白细胞内转变成硫胺素焦磷酸酯，后者是体内丙酮酸分解所需的羧代酶的辅酶。但维生素 B_1 在体内不储存，故短期缺乏即可造成患者丙酮酸在体内的蓄积，从而扰乱糖代谢。

（二）维生素 B_1 的生理功能

维生素 B_1 具有以下生理功能：

（1）促进碳水化合物和脂肪的代谢，在能量代谢中起辅酶作用，没有硫胺素就没有能量。维生素 B_1 是构成 α-酮酸脱羧酶的主要成分，为糖代谢必需物质。

（2）提供神经组织所需要的能量，防止神经组织萎缩和退化，预防和治疗脚气病。

（3）对人体的直接功能有维持正常的食欲、肌肉的弹性和健康的精神状态。维生素 B_1 可抑制胆碱酯酶活性，减少乙酰胆碱的分解，从而保证消化腺的分泌和促进肠蠕动。

（三）维生素 B_1 的缺乏和过量

1. 维生素 B_1 缺乏

维生素 B_1 缺乏常由于摄入不足、需要量增高和吸收利用障碍引起；肝损害、饮酒也可引起维生素 B_1 缺乏。长期透析的肾病者、完全胃肠外营养的病人以及长期慢性发热病人都可发生。

维生素 B_1 缺乏的初期症状有疲乏、淡漠、食欲差、恶心、忧郁、急躁、沮丧、腿麻木和心电图异常等。一般表现为以下几种病症：

（1）干性脚气病。以多发性神经炎症为主，出现上行性周围神经炎，表现为指、趾麻木，肌肉酸痛、压痛，尤以腓肠肌为甚。胃肠神经受累使胃肠蠕动减弱，便秘、消化液分泌减少，致食欲减退、消化不良。

（2）湿性脚气病。以水肿和心脏症状为主，由于心血管系统功能障碍，出现水肿、心悸、气促等，进而可出现右心室扩大现象，若不及时处理，会造成心力衰竭。

（3）婴儿脚气病。该病多发生于 2 岁以内（尤以 2~6 个月为多）的婴幼儿，多因母体缺乏维生素 B_1 或喂养不合理所致，主要表现有吐奶、尿少、夜啼、声嘶、抽搐等，严重者可因呼吸或心力衰竭而死亡。

2. 维生素 B_1 过量

大剂量静脉注射维生素 B_1 时，可能发生过敏性休克；大剂量用药时，可能干扰测定血清茶碱浓度，测定尿酸浓度可呈假性增高，尿胆原可产生假阳性。

（四）维生素 B_1 的食物来源

含维生素 B_1 较丰富的有动物内脏（肝、心及肾）、肉类、豆类、花生及粗加工的谷类、蛋、奶等；水果、蔬菜等也含有维生素 B_1，但含量较低。谷类是我国人民的主食，也是维生素 B_1 的主要来源。但过分去除麸皮与糠，会导致维生素 B_1 损失很多，烹调时加碱可使维生素 B_1 损失增高。此外，某些食物中有抗维生素 B_1 因子，使维生素 B_1 结构发生改变，活力降低，如某些鱼及软体动物的内脏中含有硫胺素酶，可使维生素 B_1 分解破坏，但烹调加热会破坏这些酶，所以鱼不宜生吃。

七、维生素 B_2

维生素 B_2 又称核黄素，是机体中许多酶系统的重要辅基的组成成分，参与物质和能量代谢。维生素 B_2 分子式为 $C_{17}H_{20}N_4O_6$。它是人体必需的 13 种维生素之一，作为维生素 B 族的成员之一，微溶于水，可溶于氯化钠溶液，易溶于稀的氢氧化钠溶液。

（一）维生素 B_2 的消化和吸收

膳食中的大部分维生素 B_2 是以黄素单核苷酸（FMN）和黄素腺嘌呤二核苷酸（FAD）辅酶形式和蛋白质结合存在。进入胃后，在胃酸的作用下，与蛋白质分离，在上消化道转变为游离型维生素 B_2 后，在小肠上部被吸收。当摄入量较大时，肝肾常有较高的浓度，但身体储存维生素 B_2 的能力有限，超过肾阈即通过泌尿系统以游离形式排出体外，因此每日身体组织的 B_2 都保持在一定水平。

（二）维生素 B_2 的生理功能

维生素 B_2 具有以下生理功能：
（1）促进发育和细胞的再生。
（2）促使皮肤、指甲、毛发的正常生长。
（3）帮助消除口腔内、唇、舌的炎症。
（4）增进视力，减轻眼睛的疲劳。
（5）和其他的物质相互作用可帮助碳水化合物、脂肪、蛋白质的代谢。

（三）维生素 B_2 的缺乏和过量

1. 维生素 B_2 缺乏

维生素 B_2 缺乏较为普遍。婴幼儿及少年儿童由于生长发育快，代谢旺盛，若不注意，更易缺乏维生素 B_2。维生素 B_2 的缺乏易导致脂溢性皮炎（眼、鼻及附近皮肤脂溢且有皮屑及硬痂）；引起嘴唇发红、口腔炎、口唇炎、口角炎、舌炎；会使眼睛充血、易流泪、易有倦怠感、头晕；引起阴道瘙痒、口腔溃疡等炎症和机能障碍，称为核黄素缺乏病。

2. 维生素 B_2 过量

维生素 B_2 摄取过多，可能引起瘙痒、麻痹、灼热感、刺痛等。假如正在服用抗癌药，如甲氨蝶呤，则过量的 B_2 会降低这些抗癌剂的效用。

（四）维生素 B_2 的食物来源

维生素 B_2 主要来源于奶类及其制品、动物肝脏与肾脏、蛋黄、鳝鱼、胡萝卜、酿造酵母、香菇、紫菜、茄子、鱼、芹菜、橘子、柑、橙等。

八、烟酸

（一）烟酸的理化性质

烟酸又名尼克酸、抗癞皮病维生素，性质比较稳定，一般烹调和储存时损失破坏少，但在整理和沥滤过程中有所损失，这与其他水溶性维生素类似。猪肉和牛肉宰杀后储存期间，因熟化反应可有一定损失。

（二）烟酸的生理功能

烟酸在体内以辅酶Ⅰ和辅酶Ⅱ的形式作为辅基参与脱氢酶的组成，在代谢中起重要作用，如参与蛋白质核糖基化过程，与 DNA 复制、修复和细胞分化有关。在维生素 B_{12} 泛酸和生物素存在下参与脂肪酸、胆固醇以及类固醇激素等的生物合成。烟酸还是葡萄糖耐量因子（GTF）的重要组分，具有增强胰岛素效能的作用。缺乏烟酸时将引起癞皮病，表现为皮炎、腹泻和痴呆症状。

（三）烟酸的参考摄入量和食物来源

烟酸的参考摄入量应考虑能量的消耗和蛋白质的摄入情况。中国营养学会推荐烟酸的推荐摄入量（RNI）成年男性为 14 毫克烟酸当量/天，女性为 13 毫克烟酸当量/天。

烟酸广泛存在于动植物食物中，但多数含量较少，其良好的食物来源为动物性食物，尤以内脏，特别是肝脏的含量最高。此外，全谷、花生、酵母、豆类也含相当丰富的烟酸。玉米中的烟酸为结合型，加之玉米中色氨酸含量低，玉米中的烟酸不能被人体吸收利用，故以玉米为主食的人群易发生癞皮病，但加碱处理后易被机体利用。

九、维生素 B_6

（一）维生素 B_6 的理化性质

维生素 B_6 包括吡哆醇、吡哆醛和吡哆胺三种衍生物，在酸性溶液中稳定，在碱性溶液中易被破坏，不耐热。食品加工中维生素 B_6 的损失明显，如蔬菜罐头损失率 57%～77%，速冻蔬菜损失率 51%～94%。

（二）维生素 B_6 的生理功能

维生素 B_6 是机体中很多酶系统的辅酶，与蛋白质、脂肪代谢关系密切，参与氨基酸的脱羧作用、转氨基作用、色氨酸合成、含硫氨基酸代谢、氨基酮戊酸形成和不饱和脂肪酸代谢。它参与血红素合成，影响核酸和 DNA 的合成，催化肌肉与肝脏中的糖原转化释放能量。此外维生素 B_6 还涉及神经系统中许多酶促反应，可提高神经递质的水平。维生素 B_6 缺乏可引起贫血、脑功能紊乱、皮炎、高半胱氨酸血症、黄尿酸尿症、婴儿生长缓慢等症状。

（三）维生素 B_6 的参考摄入量和食物来源

考虑我国居民膳食模式的特点，中国营养学会提出的维生素 B_6 的每日适宜摄入量（AI）为成人 1.2 毫克/天，50 岁以上 1.5 毫克/天。维生素 B_6 广泛存在于各种食物中，其含量最高的食物为白色肉类（如鸡肉和鱼肉），其他良好的食物来源为肝、肾、蛋黄、豆类、全谷、坚果类等。水果和蔬菜中维生素 B_6 含量也较多，其中香蕉的含量非常丰富，含量最少的是柠檬、奶类等。人体肠道内微生物能合成维生素 B_6，一般认为人体不缺乏维生素 B_6。

十、维生素 B_{12}

（一）维生素 B_{12} 的生理功能

维生素 B_{12} 以辅酶形式参与体内一碳单位的代谢，可以通过增加叶酸的利用率来影响核酸和蛋白质的合成，从而促进红细胞的发育和成熟。维生素 B_{12} 还参与胆碱的合成，缺少胆碱会影响脂肪代谢，产生脂肪肝。人体缺乏时可引起巨红细胞性贫血，即恶性贫血。

（二）维生素 B_{12} 的稳定性

维生素 B_{12} 在强酸、碱性和光照条件下不稳定。低浓度的硫醇和高铁盐可保护维生素 B_{12} 不受破坏。由于食品多在中性或偏酸性范围，故在烹调加工中维生素 B_{12} 破坏不多，除非在碱性溶液中煮沸。牛乳在 143℃杀菌 3~4 秒时维生素 B_{12} 损失 10%，煮沸 2~5 分钟时损失 30%。

（三）维生素 B_{12} 的供给量和来源

我国推荐参考摄入量成人为 2.4 微克/天，孕妇和哺乳期妇女为 2.6~2.8 微克/天。主要来源于动物肝脏、鱼、贝类、禽蛋类、乳类和肉类，豆制发酵食品也含有一定数量。人体肠道细菌虽能合成维生素 B_{12}，但大多排出体外。

十一、维生素 C

维生素 C 又叫 L-抗坏血酸，是一种水溶性维生素。

（一）维生素 C 的消化和吸收

摄入的维生素 C 通常在小肠上方（十二指肠和空肠上部）被吸收，仅有少量被胃吸收，同时口中的黏膜也吸收少许。未吸收的维生素 C 会直接传送到大肠中，无论传送到大肠中的维生素 C 的量有多少，都会被肠内微生物分解成气体物质，无任何作用，所以身体的吸收能力固定时，多摄取就等于多浪费。

维生素 C 在体内的代谢过程及转换方式目前仍无定论，但可以确定维生素 C 最后的代谢物是由尿液排出。如果尿液中维生素 C 的浓度过高，可使尿液酸碱度降低，防止细菌滋生，所以有避免尿道感染的作用。

（二）维生素 C 的生理功能

维生素 C 具有以下生理功能：
（1）促进骨胶原的生物合成，利于组织创伤口更快愈合。
（2）促进氨基酸中酪氨酸和色氨酸的代谢，延长肌体寿命。
（3）改善铁、钙和叶酸的利用，改善脂肪和类脂特别是胆固醇的代谢，预防心血管疾病。
（4）促进牙齿和骨骼的生长，防止牙床出血，防止关节痛、腰腿痛。
（5）增强肌体对外界环境的抗应激能力和免疫力。
（6）水溶性强抗氧化剂，主要作用在体内水溶液中。
（7）坚固结缔组织；促进胶原蛋白的合成，防止牙龈出血。

（三）维生素 C 的缺乏和过量

1. 维生素 C 缺乏

胶原蛋白的合成需要维生素 C 参加，如果维生素 C 缺乏，胶原蛋白就不能正常合成，导致细胞连接障碍，易引发坏血病。体内维生素 C 不足，微血管容易破裂，血液将会流到邻近组织，这种情况在皮肤表面发生，则产生瘀血、紫癜现象；在体内发生则引起疼痛和关节胀痛。严重时在胃、肠道、鼻、肾脏及骨膜下面均可有出血现象，乃至死亡。缺乏维生素 C 将会引起牙龈萎缩、出血；诱发动脉硬化、贫血。维生素 C 使难以吸收利用的三价铁还原成二价铁，促进肠道对铁的吸收，提高肝脏对铁的利用率，有助于治疗缺铁性贫血。缺乏维生素 C 将使人体的免疫力和机体的应急能力下降。

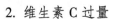

2. 维生素 C 过量

如果短期内服用维生素 C 补充品过量，会产生多尿、下痢、皮肤发疹等副作用；长期服用过量维生素 C 补充品，可能导致草酸及尿酸结石；小儿生长时期过量补充维生素 C，容易产生骨骼疾病；如果一次性摄入维生素 C 为 2500~5000 毫克甚至更高时，可能会导致红细胞大量破裂，出现溶血等严重现象。

（四）维生素 C 的食物来源

富含维生素 C 的食物主要有樱桃、番石榴、红椒、黄椒、柿子、青花菜、草莓、橘子、芥蓝、菜花、猕猴桃。

第四节　碳水化合物

一、碳水化合物的含义与分类

（一）碳水化合物的含义

碳水化合物也称糖类，是由碳、氢、氧三种元素组成的一大类化合物，由于其分子式中氢和氧的比例与水相同，故称为碳水化合物。碳水化合物是三大热能营养素之一，是人类从膳食中获取能量的最经济、最主要的来源。脑组织、骨骼肌和心肌活动都只能依靠碳水化合物提供能量。

（二）碳水化合物的分类

碳水化合物主要分为四种，即单糖、双糖、寡糖（低聚糖）、多糖。

1. 单糖

单糖是指分子结构中含有 3~6 个碳原子的糖。食品中的单糖以己糖（六碳糖）为主，主要有以下三种：

（1）葡萄糖。葡萄糖主要存在于各种植物性食物中，人体中利用的葡萄糖主要由淀粉水解而来，此外还可来自蔗糖、乳糖等的水解。葡萄糖无须经消化过程就能直接被人体小肠壁吸收，是为人体提供能量的主要物质。血液中的葡萄糖（即血糖）浓度保持恒定具有极其重要的生理意义。

（2）果糖。果糖是最甜的一种糖，主要存在于蜂蜜和水果中。食物中的果糖在人体内吸收后可转化为葡萄糖。果糖是食品工业中重要的甜味剂。

（3）半乳糖。半乳糖是一种由 6 个碳和 1 个醛组成的单糖，归类为醛糖和己糖。

2. 双糖

双糖是由两个单糖分子缩合失去一个分子水形成的化合物。双糖为结晶体，溶于水，但不能直接被人体吸收，必须经过酸或酶的水解作用生成单糖后方可被人体吸收。食品中常见的双糖有以下3种：

（1）蔗糖。蔗糖是植物界分布广泛的一种双糖，在甘蔗和甜菜中含量很高，它们是制糖工业的重要原料。日常食用的绵白糖、砂糖、红糖都是蔗糖。

（2）麦芽糖。麦芽糖是由两分子的葡萄糖缩合而成的，在麦芽中含量最高。人们吃米饭、馒头时，在细细咀嚼中感到的甜味就是由淀粉水解产生的麦芽糖。麦芽糖在饴糖、高粱饴、玉米糖浆中大量存在，是食品工业中重要的糖质原料。

（3）乳糖。乳糖存在于动物乳汁中，甜味只是蔗糖的1/6。人乳中乳糖含量约为7%，牛乳中含量约为5%。乳糖是婴儿主要食用的碳水化合物。乳糖较难溶于水，在消化道中吸收较慢，有利于保持肠道中合适的肠菌丛数，并能促进钙的吸收，故对婴儿有重要的营养意义。

3. 寡糖

寡糖又称低聚糖，是由两个或两个以上（一般指2~10个）单糖单位以糖苷键相连形成的糖分子。寡糖是生物体内一种重要的信息物质，在生命过程中具有重要的功能。它以复合物的形式存在于多种生物组织中，特别是生物膜蛋白表面的寡糖残基，在细胞之间的识别及其相互作用中起着重要作用。它主要由以下5种糖类组成：

（1）棉籽糖。它是自然界中最知名的一种三糖，由半乳糖、果糖和葡萄糖结合而成，在大部分植物中都存在，也被称为蜜三糖、蜜里三糖、棉籽糖。棉籽糖能顺利地通过胃和肠道而不被吸收。

（2）水苏糖。它是自然界存在的一种低聚糖，属于棉籽糖，属半乳糖苷类非还原性功能低聚糖，其保湿性和吸湿性均高于蔗糖，无还原性，不被人体消化、吸收，能量值低。水苏糖是从天然植物中精制提取的，纯品为白色粉末，味稍甜、纯正，甜度为蔗糖的22%，无任何不良口感或异味。

（3）异麦芽低聚糖。它又称分歧低聚糖，由于其可促使人体内的双歧杆菌显著增殖，具水溶性膳食纤维功能，有热值低、防龋齿等特性，所以是一种应用广泛的功能性低聚糖。

（4）低聚果糖。它又称蔗果低聚糖，是由1~3个果糖基通过β-1，2-糖苷键与蔗糖中的果糖基结合生成的蔗果三糖、蔗果四糖和蔗果五糖等的混合物。低聚果糖是一种天然活性物质，甜度为蔗糖的0.3~0.6倍。它既保持了蔗糖的纯正甜味性质，又比蔗糖甜味清爽。低聚果糖不容易被人体吸收，因此糖尿病患者

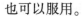

也可以服用。

（5）露低聚糖。它又称甘露寡聚糖，是从酵母培养细胞壁中提取的一类新型抗原活性物质，广泛存在于魔芋粉、田菁胶及多种微生物细胞壁内。

4. 多糖

多糖由多个单糖分子缩合、失水而成，是一类分子结构复杂且庞大的糖类物质。凡符合高分子化合物概念的碳水化合物及其衍生物均称为多糖。它主要有以下 3 种形式：

（1）淀粉。淀粉是以颗粒的形式储存在植物种子、根茎中的多糖，由单一的葡萄糖组成。淀粉有直链淀粉和支链淀粉两种结构。淀粉在消化道内经过消化分解，最终变为葡萄糖供人体吸收、利用。

（2）糖原。糖原也称为"动物淀粉"，是动物体内糖的储存形式。动物摄入的糖类大部分转变成甘油三酯储存在脂肪组织中，只有小部分以糖原形式储存。糖原在水中的溶解度大于淀粉，遇碘变为红褐色，很容易降解为葡萄糖，为各项生理活动提供能量。其意义在于当机体需要葡萄糖时，它可以迅速被动用以供急需。

（3）纤维素与半纤维素。纤维素也是葡萄糖构成的多糖，水解比淀粉困难，遇水、加热均不溶解，需用浓酸或稀酸在较高压力下长时间加热才能水解；半纤维素是一些与纤维素一起存在于植物细胞壁中的多糖的总称，大量存在于植物的木质化部分。人体因缺少水解纤维素的酶，故不能利用食物纤维。草食动物体内含有水解纤维素的酶，故能够利用食物纤维。

二、膳食纤维

膳食纤维也称食物纤维，是植物性食物中含有的不能被人体消化吸收的多糖。膳食纤维可分为不溶性纤维与可溶性纤维。不溶性纤维包括纤维素、半纤维、木纤维（不是多糖）；可溶性纤维包括果胶物质、树胶、黏胶（存在于柑橘类和燕麦类制品中）以及某些半纤维素（存在于豆类中）。人体不能消化吸收膳食纤维。

（一）膳食纤维的生理功能

膳食纤维是平衡膳食结构的必需营养素之一，是继蛋白质、脂肪、糖类、维生素、矿物质和水之后的"第七大营养素"。膳食纤维的生理功能主要表现在以下几个方面：

（1）增强肠道功能，有利粪便排出。膳食纤维在肠道中能吸收和保留水分，可增加粪便体积，使粪便柔软，有利于正常消化排便。

（2）刺激消化液的分泌与肠道的蠕动。由于膳食纤维的刺激作用，可缩短食物通过肠道的时间，有利于消化、吸收和排便，还可减少促癌物质与肠黏膜的接触时间，防止发生癌变，因此，有人称膳食纤维为肠道的"清道夫"。

（3）防止动脉硬化。膳食纤维可以吸附胆汁酸、脂肪等而使其吸收率下降，并促进肝脏进一步分解胆固醇，使血浆中的胆固醇水平受到影响。

（4）防治糖尿病。膳食纤维可降低小肠对糖的消化吸收，使血糖不致因进食而快速升高，从而抑制血糖的上升。

（5）预防肥胖。膳食纤维易吸水膨胀，可增加胃内的填充物，减缓食物由胃进入肠道的速度，增加饱腹感，因而可以减少食物的摄入。另外，膳食纤维还能抑制人体对食物中淀粉、蛋白质、脂肪的吸收。

但应注意的是，对于患消化不良等疾病的患者，应适当限制膳食纤维的摄入。

（二）膳食纤维的供给量及食物来源

一般认为，低能量膳食摄入者（7531 千焦/天）每天应摄入膳食纤维 25 克；中等能量膳食摄入者（10042 千焦/天）每天应摄入膳食纤维 30 克；高能量膳食摄入者（11715 千焦/天）每天应摄入膳食纤维 35 克。

食物中的膳食纤维来自植物性食物，如水果、蔬菜、豆类、坚果和各种谷类。蔬菜和水果中的水分含量较高，所含膳食纤维的含量相对较少，在膳食中膳食纤维的主要来源是谷类。全谷粒和麦麸等食物中富含膳食纤维，而在精加工的谷类食品中则含量较少。

三、碳水化合物的生理功能

（一）提供和储存能量

糖类的主要生理功能是提供能量。1 克糖类在体内氧化可以产生 16.7 千焦（4.0 千卡）的热能。在三大产热营养素中，糖类比蛋白质和脂肪易消化吸收，且热量产生的速度较快，能在较短的时间内满足人体对热能的需求。

（二）构成组织及重要生命物质

糖类是构成机体组织并参与细胞的组成和多种活动的重要物质。糖类是机体重要的构成成分之一，如结缔组织中的黏蛋白、神经组织中的糖脂及细胞膜表面具有信息传递功能的糖蛋白。另外，在核糖核酸和脱氧核糖核酸这两种重要生命物质中含有大量的核糖，在遗传中起着重要作用。在每个细胞中都有糖类，其含量为 2%~10%，主要以糖脂、糖蛋白和蛋白多糖的形式存在。一些具有重要生理功能的物质，如抗体、酶和激素的组成，也需要糖类参与。

（三）节约蛋白质

食物中供给充足的糖类可以避免消耗过多的蛋白质作为机体的能量来源，使蛋白质用于最适宜发挥其特有生理功能的地方，糖类的这种作用称为节约蛋白质作用（也称为蛋白质的保护作用）。

（四）抗生酮作用

脂肪酸分解产生的乙酰基需与草酰乙酸结合才能进入三羧酸循环而最终被彻底氧化，产生能量。若糖类不足，则草酰乙酸生成不足，脂肪酸不能被彻底氧化而产生大量酮体。尽管肌肉和其他组织可利用酮体产生热能，但如果酮体生成过多，可引起酮血症，破坏机体的酸碱平衡，导致酸中毒。故摄入足够的糖类可预防体内酮体生成过多，即起到抗生酮作用。人体每天至少需要 50~100 克糖类才可有效预防酮血症的发生。

（五）解毒功能

机体肝糖原丰富时，对某些有害物质如细菌毒素的解毒作用增强；肝糖原不足时，机体对酒精、砷等有害物的解毒作用显著下降。肝脏中的葡萄糖醛酸具有解毒作用，它能结合一些外来的化合物以及细菌产生的毒素等共同排出体外，起到解毒作用。

（六）提供膳食纤维

膳食纤维虽然不能为人体消化吸收，但却具有特殊的营养功能。而糖类的摄入能提供膳食纤维，有助于人体的健康。

四、碳水化合物的供给量及食物来源

在我国居民每日膳食营养素摄入量的建议中，糖类的摄入量以占膳食总能量的 55%~65% 为宜，其中精制糖占总能量的 10% 以下。此外，每天还应摄入一定量的膳食纤维含量丰富的食物，以保障人体能量和营养素的需要及预防龋齿和改善胃肠道健康。

糖类主要来源于植物性食物中的淀粉，如粮谷类、薯类和根茎类食物中都含有丰富的淀粉。粮谷类中糖类的含量为 60%~80%，薯类中糖类的含量为 15%~29%，豆类中糖类的含量为 40%~60%。单糖和双糖除一部分存在于水果、蔬菜等天然食物中外，绝大部分存在于加工后的食物中，其主要来源有甜味水果、蜂蜜、蔗糖、糖果、甜食、糕点和含糖饮料等。各种乳及乳制品中的乳糖是婴儿最需要的糖类。

第五节　矿物质和水

一、矿物质

(一) 矿物质概述

1. 矿物质的分类

矿物质（又称无机盐）可分为常量元素和微量元素两大类。

（1）常量元素。常量元素又称宏量元素，其标准含量占人体质量的1/1000以上，每人每日需要量在100毫克以上。常量元素有钾（K）、钠（Na）、钙（Ca）、镁（Mg）、硫（S）、磷（P）、氯（Cl）等。

（2）微量元素。微量元素又称痕量元素，其标准含量占人体质量的1/1000以下，每人每日需要量在100毫克以下。微量元素在体内的量极少，有的甚至只有痕量，其在组织中的浓度只能以毫克每千克甚至微克每千克计。1990年，FAO、WHO的专家委员会根据1972年以来的研究结果和认识，提出了人体必需微量元素的概念：为人体内的生理活性物质，有机结构中的必需成分；这种元素必须通过食物摄入，当从膳食中摄入的量减少到某一低限值时，将导致某一种或某些重要生理功能的损伤。该专家委员会还将"必需微量元素"分为三类：第一类为人体必需的微量元素，有铁（Fe）、碘（I）、锌（Zn）、硒（Se）、铜（Cu）、钼（Mo）、铬（Cr）、钴（Co）等八种；第二类为人体可能必需的微量元素，有锰（Mn）、硅（Si）、镍（Ni）、硼（B）、矾（V）等五种；第三类为具有潜在毒性，但在低剂量时对人体可能具有必需功能的微量元素，包括氟（F）、铅（Pb）、镉（Cd）、汞（Hg）、砷（As）、铝（Al）、锂（Li）、锡（Sn）。

2. 矿物质的特点

矿物质具有如下特点：

（1）矿物质在体内不能合成，必须从食物和饮水中摄取。

（2）矿物质在体内的分布极不均匀，同一元素在不同的机体组织、器官中的含量也有很大差异。

（3）矿物质相互之间存在协同或拮抗作用。

（4）某些微量元素在体内虽需要量很少，但其生理剂量与中毒剂量范围狭窄，摄入过多易产生毒性作用。

3. 矿物质的生理功能

矿物质具有如下生理功能：

（1）矿物质是构成人体组织的重要成分。无机盐对组织和细胞的结构具有重要作用。硬组织，如骨骼和牙齿，大部分由钙、磷和镁组成，而软组织含钾较多。体液中的无机盐离子调节细胞膜的通透性，控制水分，维持正常渗透压和酸碱平衡，帮助运输普通元素到全身，参与神经活动和肌肉收缩等。

（2）调节细胞膜的通透性。体液中的无机盐离子可以调节细胞膜的通透性，以保持细胞内外液中酸性和碱性的无机离子的浓度，控制水分，维持正常渗透压和酸碱平衡，帮助运输普通元素到本身，参与神经活动和肌肉收缩等。

（3）维持神经和肌肉的兴奋性。如钙为正常神经系统传导兴奋的必需元素，钙、镁、钾对肌肉的收缩和舒张具有重要的调节作用。

（4）组成激素、维生素、蛋白质和多种酶类的成分。有些矿物质是构成酶的辅基、激素、维生素、蛋白质和核酸的成分，或作为多种酶系统的激活剂，参与许多重要的生理功能，例如保持心脏和大脑的活动，帮助抗体的形成等，对人体发挥有益的作用。

（二）钙

钙是构成人体的重要组成部分，占人体总质量的 1.5%～2.0%，正常人体内含有 1000～1200 克的钙。其中大约 99% 的钙是以羟磷灰石结晶的形式集中在骨骼和牙齿内，其余 1% 以游离或结合状态存在于体液和软组织中，这部分钙统称为混溶钙池。混溶钙池中的钙与骨骼钙维持着动态平衡，为维持体内所有细胞正常的生理状态所必需。

1. 钙的生理功能

钙具有如下生理功能：
（1）构成骨骼和牙齿的主要成分。
（2）维持所有细胞正常的生理功能。
（3）促进体内酶的活动。
（4）调节神经和肌肉的兴奋性。
此外，钙还是血液凝固、激素分泌、维持酸碱平衡等不可缺少的物质。

2. 钙的吸收与代谢

（1）钙的吸收。钙的吸收因摄入量的多少与需要量的高低而有两种途径：
途径一，主动吸收。当机体对钙的需要量高，或摄入量较低时，肠道对钙的主动吸收机制最活跃，是一个需要能量的主动吸收过程。这一过程需要钙结合蛋白的参与以及维生素 D 的调节。
途径二，被动吸收。当钙摄入量较高时，大部分以被动的离子扩散方式吸收。这一过程也需要维生素 D 的作用。

钙的吸收主要在小肠上端，因为此处有钙结合蛋白，吸收的钙最多。通常膳食中 20%～30% 的钙是由肠道吸收进入血液的。膳食中影响钙吸收的因素很多，有的在肠道中对钙的吸收有促进作用，而有的却会抑制人体对钙的吸收。

促进钙吸收的主要因素有以下几个方面：

1）维生素 D 促进钙的吸收。膳食中维生素 D 的存在与量的多少，对钙的吸收有明显影响。尤其是对婴幼儿，可通过定期补充维生素 A、维生素 D 制剂来促进机体对膳食中的钙的吸收。

2）蛋白质供给充足，可促进钙的吸收。

3）乳糖可促进钙的吸收。

4）酸性环境可促进钙的溶解和吸收。

对钙吸收不利的主要因素有以下几个方面：

1）粮食、蔬菜等植物性食物含有的植酸、草酸、磷酸，会与钙结合形成难溶的盐类，使钙难以被吸收。

2）脂肪消化吸收不良时，未被消化吸收的脂肪酸与钙结合，形成难溶的钙皂，对钙的吸收不利。

3）过多的膳食纤维。膳食纤维中的糖醛酸残基与钙结合形成不溶性的物质，从而干扰钙的吸收。

（2）钙的代谢。人体营养状况良好时，每天进出的钙大致相等，处于平衡状态。钙的储存量与膳食钙的摄入量成正相关。正常情况下机体根据需要调节体内钙的吸收、排泄与储存，维持体内钙的内稳态。体内钙的储留随供给量的增多而增加，另外，机体对钙的需要量增多时，储留的能量也较多。

3. 钙的缺乏与过量

钙缺乏症是较常见的营养性疾病。人体长期缺钙会导致骨骼、牙齿发育不良、血凝不正常、甲状腺机能减退等。过量的钙摄入可能会增加出现肾结石的概率，持续大量地摄入钙还可导致骨硬化。另外，试验证明，高钙摄入会影响铁、锌、镁、磷的生物利用率。

4. 钙的供给量及食物来源

我国推荐的每日膳食中钙的摄入参考量为：成年人平均为 800 毫克，50 岁以下的成年人以及儿童、青少年为 1000 毫克，孕妇和哺乳期妇女为 1000～2000 毫克。

乳及乳制品含钙丰富，吸收率高，是钙的重要来源。人体主要还是应从膳食中摄取钙。

（三）磷

正常人体内含磷为 600～700 克，每千克无脂肪组织约含磷 12 克。体内磷的 85.7%集中于骨骼和牙齿，其余分布于全身各组织及体液中，其中一半存在于肌肉组织中。磷存在于人体的所有细胞中，几乎参与所有生理上的化学反应。磷还是使心脏有规律地跳动，维持肾脏正常机能和传达神经刺激的重要物质。没有磷时，烟酸不能被吸收；磷的正常机能需要维生素 D 和钙来维持。

1. 磷的吸收和代谢

磷的吸收部位在小肠，其中以十二指肠及空肠部位吸收最快，回肠较差。磷的吸收分为通过载体需能的主动吸收和扩散被动吸收两种机制。磷的代谢过程与钙相似，体内的磷平衡取决于体内和体外环境之间磷的交换。磷的主要排泄途径是肾脏，以可溶性磷酸盐形式排出未经肠道吸收的磷从粪便排出，少量也可由汗液排出。从膳食中摄取的磷在小肠中吸收，通过主动运输和扩散吸收。维生素 D 同样影响磷的吸收。

2. 磷的生理功能

磷是构成细胞膜和骨骼的重要物质，也是构成多种物质的重要原料，如核酸、磷脂、辅酶等，并参与碳水化合物和脂肪的代谢，此外，它还与其他元素结合以维持渗透压和酸碱平衡。它主要有以下生理功能：
（1）磷是构成骨骼和牙齿的重要成分。
（2）磷促进成长及身体组织器官的修复。
（3）磷参与代谢过程，协助脂肪和淀粉的代谢，供给能量与活力。
（4）磷参与酸碱平衡的调节。

3. 磷缺乏和磷过量

磷缺乏：磷缺乏会导致佝偻病和牙龈溢脓等疾患，缺磷会使人虚弱、全身疲劳、肌肉酸痛、食欲减退。人类食物中含有丰富的磷，故人类营养性的磷缺乏很少见。

磷过量：磷过量会使骨质疏松易碎、牙齿蛀蚀、各种钙缺乏症状日益明显、精神不振甚至崩溃、破坏其他矿物质平衡、易患高磷血症等。

4. 磷的食物来源

磷在食物中存在很广泛，主要有以下 4 类：
（1）磷的丰富来源有可可粉、棉籽粉、鱼粉、花生粉、西葫芦籽、南瓜籽、米糠、大豆粉、向日葵、麦麸。

（2）磷的良好来源有牛肉、干酪、鱼、海产品、羊肉、肝、果仁、花生酱、猪肉、禽肉和全谷粉。

（3）磷的一般来源有面包、谷物、干果、蛋、冰激凌、牛奶、大多数的蔬菜和白面粉。

（4）磷的微量来源有脂肪、油、果汁、饮料、新鲜水果和糖。

不同种类的食物，其磷含量也不相同。食物中肉、鱼、蛋、牛乳、乳酪和坚果等蛋白含量丰富的食物含磷较多。稻米可供给大约12%的磷。除了骨质外，肉类、禽类和鱼类的含磷量比钙高15～20倍；只有牛奶、天然干酪、深绿色阔叶蔬菜和骨质的钙含量高于磷含量。牛奶中钙和磷含量都高于人奶，而且其钙磷比值有很大不同：牛奶中钙磷的比值为1.3，而人奶为2.3。非奶品及奶制品的普通食物，其钙磷比值为0.3～0.9。因此，牛奶及奶制品在食物中的比例能影响整个饮食的钙磷比值。钙磷比值过低会影响钙的吸收，过高会影响磷的吸收。一般情况下，并不存在饮食磷的缺乏问题，因为磷存在于所有的天然食物中。

（四）铁

对于人体来说，铁是不可缺少的微量元素。在10多种人体必需的微量元素中，铁无论在重要性上还是在数量上，都属于首位。一个正常的成年人全身含有3克多铁，相当于一颗小铁钉的质量。人体血液中的血红蛋白就是铁的配合物，它具有固定氧和输送氧的功能。人体缺铁会引起贫血症。只要不偏食，不大出血，成年人一般不会缺铁。

1. 铁的吸收和代谢

（1）铁的吸收。铁主要在小肠上部吸收。根据机体的需要情况，小肠黏膜上皮细胞有控制和调节吸收铁的能力，保持铁在体内的平衡。进入肠黏膜的铁，一部分以铁蛋白的形式储存在黏膜中，另一部分转给血浆转铁蛋白。二者比例与机体铁状态有关。在正常情况下，铁的黏膜吸收百分率和进入血浆的百分率分别为12%及3.6%，缺铁性贫血时为33.5%和29.8%。转铁蛋白（Transferrins，Tfs）与游离铁结合，成为可溶解并可为细胞所摄入的状态转送到体内各个部位，经细胞表面转铁蛋白受体（Transferrin Receptors，Tf Rs）的介导进入细胞，在细胞内与铁蛋白（Ferritin）结合后，变成储存的铁。细胞内的铁处在高度的自稳状态。当细胞内缺铁时，细胞通过一系列机制增加铁的摄取，同时下调细胞内铁的利用通路；相反，当细胞内的铁过量时，细胞便主动降低铁的摄取，并促进细胞内铁的利用。这种细胞铁的自稳状态，依赖转铁蛋白、铁蛋白受体和转铁蛋白的基因调控机制实现。

（2）铁的代谢。体内铁代谢十分活跃，每天约有 1/120 的红细胞需更新，需要大量的铁，但衰老红细胞中的血红素铁 90% 可被重新利用，所以每天只要吸收 1 毫克即能维持数千倍于它的需要量。通常，铁通过胆汁、尿液和皮肤及胃肠道脱落细胞排出体外，每日大约丢失 1 毫克，因此需要相应地补充与丢失等量的铁。

2. 铁的生理功能

（1）合成血红蛋白。血红蛋白中的铁约占体内总铁量的 2/3，血红蛋白约占红细胞蛋白质的 99% 以上，铁缺乏影响血红蛋白的合成而导致贫血。

（2）合成肌红蛋白。肌红蛋白内的铁约占体内总铁量的 3%，肌红蛋白与氧的亲和力较血红蛋白强，缺氧时可释放出氧供肌肉收缩之急需。

（3）构成机体必需的酶。极少量的铁构成人体必需的酶，如参与合成各种细胞色素酶、过氧化氢酶、过氧化物酶等，参与各种细胞代谢的最后氧化阶段及二磷酸腺苷的合成，它是细胞代谢不可缺少的物质。在铁缺乏早期，可能在贫血出现前，此类含铁或铁依赖酶的功能即受影响，但在治疗后 48~72 小时，精神和食欲好转，揭示酶的功能恢复出现在贫血改善以前。

（4）生成红细胞不可缺少的原料。生成红细胞除要求骨髓造血功能正常之外，还要有足够的造血原料。制造红细胞的主要原料为蛋白质和二价铁，也要有适量的维生素 B_{12}、叶酸等辅助物质，促进红细胞发育成熟。此外，生成红细胞还需要维生素 B_6、维生素 B_2、维生素 C、维生素 E 以及微量元素铜、锰、钴、锌等。

3. 铁缺乏和铁过量

铁的正常需要为：成人适宜摄入量男子为 15 毫克/天，女子为 20 毫克/天；可耐最高摄入量男女均为 50 毫克/天。

当体内铁缺乏时，含铁酶将减少或铁依赖酶活性降低，使细胞呼吸出现障碍，从而影响组织器官功能，出现食欲低下，严重者可有渗出性肠病变及吸收不良综合症等。铁缺乏的儿童易烦躁，对周围不感兴趣，成人则表现为冷漠、呆板。当血红蛋白继续降低，会出现面色苍白，口唇黏膜和眼结膜苍白，易疲劳乏力、头晕、心悸等；少年儿童会出现身体发育受阻，体力下降，易出现注意力不集中、记忆力下降从而使学习能力降低的现象。

通过各种途径进入体内的铁的增加，可使铁在人体内储存过多，体内铁的储存过多与多种疾病（如心脏和肝脏疾病、糖尿病、某些肿瘤）有关。肝脏是铁储存的主要部位，铁过量也常累及肝脏，成为铁过多诱导损伤的主要靶器官。肝脏中铁过量易导致肝纤维化甚至肝硬化和肝细胞瘤。过量铁通过催化自由基的生成，促进脂蛋白的脂质和蛋白质部分的过氧化反应，形成氧化低密度脂蛋白（LDL）等作用，参与动脉粥样硬化的形成。铁过多诱导脂质过氧化反应增强，导致机体氧化和抗氧化系统失衡，直接损伤 DNA，诱发基因突变，与肝、结肠、直肠、肺、食管、膀胱等多种器官的肿瘤有关。

4. 铁的食物来源

含铁丰富的食物有动物肝脏、肾脏，其次是瘦肉、蛋黄、鸡、鱼、虾和豆类。绿叶蔬菜中含铁较多的有苜蓿、菠菜、芹菜、油菜、苋菜、荠菜、黄花菜、番茄等。水果中以杏、桃、李、葡萄干、红枣、樱桃等含铁较多，干果有核桃，其他如海带、红糖、芝麻酱也含有铁。食物中铁进入人体的吸收率在 1%～22%，动物性食物中的铁较植物性食物易于吸收和利用。

动物血中的铁进入人体的吸收率最高，为 10%～76%；肝脏、瘦肉中铁的吸收率为 7%；由于蛋黄中存在磷蛋白和卵黄高磷蛋白，可与铁结合生成可溶性差的物质，所以蛋黄铁的吸收率还不足 3%；菠菜和扁豆虽富含铁质，但是由于它们含有植酸（小麦粉和麦麸中也有），会阻碍铁的吸收，铁的吸收率很低。现已证明，维生素 C、肉类、果糖、氨基酸、脂肪可增加铁的吸收，而茶、咖啡、牛乳、植物酸、麦麸等可抑制铁的吸收，所以膳食应注意食物合理搭配，以增加铁的吸收，可吃些富含维生素 C 的水果及蔬菜，如苹果、番茄、花椰菜、马铃薯、包心菜等。

从膳食结构上来看，我国的日常饮食一直以植物性食物为主，植物中的铁含量并不低，占到膳食总铁摄入量的 85%以上，但比例虽大却多为非血红素铁，人体对这种铁的吸收率很低，平均不足 5%；而且，植物性食物中还含有大量植酸、多酚，这些物质可与铁形成难以溶解的化合物，会影响铁的吸收。这也成为缺铁的重要原因。

（五）锌

锌是人体中不可缺少的元素，并发挥着重要作用。成人体内含锌为 2～2.5克。其中眼、毛发、骨骼、男性生殖器官等组织中最高；肾、肝、肌肉中含量中等。人体血液中的锌有 75%～85%在红细胞中，3%～5%在白细胞中，其余在血浆中。

1. 锌的吸收和代谢

（1）锌的吸收。小肠是吸收锌的主要脏器。锌从肠腔中进入黏膜细胞后，和黏膜内一种低分子量的蛋白——金属硫蛋白（MT）结合，随即或进入静脉系统，或者再送回肠道。因而，小肠黏膜内的 MT 既是一种锌的临时储存蛋白，也是锌吸收的调节者，在维持锌在体内的"内稳态"中起重要作用。血液中，白蛋白作为载体将锌传输到体内各个部位。小肠吸收的锌既有来自食物的外源性锌，也有来自唾液、胆汁、肠液、胰液分泌入肠的内源性锌。小肠可称为"锌库"，其通过内源性锌的排泄对维持体内锌的稳态起调节作用，当食物中锌增加而吸收增加时，自小肠排出的内源性锌随之增加，使锌的吸收效率有所降低，限制体内不要积累过多的锌，以保持体内锌的恒定。

（2）锌的代谢。锌主要由粪便、尿、汗及毛发等排出。粪便中主要是肠道内未吸收的锌，少量为内源性分泌到小肠的锌。健康成人24小时尿中排泄的锌约为0.5毫克，较正常锌吸收量10~15毫克低很多。锌经汗液大量丢失，正常人每升汗液平均含锌量约为1毫克。

2. 锌的生理功能

（1）锌与酶的关系极为密切，它决定并影响着80种以上酶的活性，包括锌起催化作用的酶（碳酸酐酶和羧肽酶）、锌起结构作用的酶（天冬氨酸转氨甲酰酶）、锌起活性调节作用的酶（亮氨酸氨基肽酶）、锌承担催化与非催化作用的酶（醇脱氢酶）等。

（2）锌与生长发育密切相关，直接参与核酸及蛋白质合成，以及细胞的分裂生长及再生等，故对生长发育旺盛的婴儿、儿童、青少年有特别的营养价值。

（3）锌与创伤修复至关重要。锌可增强组织再生能力，促进伤口愈合，可用于治疗溃疡、炎症、湿疹、皮炎等。

（4）锌在维持性器官和性功能的正常发育中至关重要。缺锌者性功能低下，性器官及第二性征发育不全。缺锌也可引起不育症和性器官萎缩及纤维化。

（5）锌影响味觉及食欲。缺锌时口腔黏膜上皮细胞增生及角化不全而易于脱落，掩盖和阻塞舌头味蕾小孔，从而影响味觉及食欲。

（6）维持视力需要锌。锌参与肝脏及视网膜维生素A还原酶的组成，是视觉物质合成中的关键酶，缺锌时会影响视力和暗适应能力。

（7）提高免疫功能。锌是维护机体正常免疫功能和防御机能所必需的物质，对淋巴组织、细胞免疫功能和吞噬杀菌作用的影响较大。

（8）锌能延缓衰老。老年人血清锌水平低于青年人，适当补锌后外周血淋巴细胞数、T细胞数、NK细胞活性均有明显提高。

（9）锌在维护细胞膜的结构和功能中起着重要作用。锌可与硫醇结合，阻断它与铁结合引起的强烈催化自由基的反应。锌还可抑制脂质过氧化反应，稳定细胞膜的结构与功能，使细胞对离子或自由基具有较强的抵抗力。

3. 锌缺乏和锌中毒

（1）锌缺乏。儿童发生慢性锌缺乏病时，主要表现为生长停滞。青少年除生长停滞外，还会表现出性成熟推迟、性器官发育不全、第二性征发育不全等。如果锌缺乏症发生于孕妇，会不同程度影响胎儿的生长发育，以致引起胎儿的种种畸形。不论是儿童还是成人缺锌，均可引起味觉及食欲减退，出现异食癖。例如，发生于伊朗的缺锌性侏儒症中，常见有食土癖。严重缺锌时，即使肝脏中有一定量维生素 A 储备，亦可出现暗适应能力降低的症状。锌缺乏病一般不会出现皮肤干燥、粗糙等症状，在急性锌缺乏病中，主要表现为皮肤损害和秃发病，有时也会表现为腹泻、嗜睡、抑郁等。

（2）锌中毒。锌中毒可能发生于大量外用或服用锌剂，或者使用含锌容器储存的食品时，中毒的表现为恶心、呕吐、急性腹痛、腹泻和发热。给试验动物以大剂量的锌，可导致其贫血、生长停滞和突然死亡。通常在停止锌的接触或摄入后，锌中毒症状在短期内即可消失。

4. 锌的食物来源

富含锌的食物来源主要包括肝脏、贝壳类、瘦肉、罐装鱼、硬奶酪、蘑菇、芝麻、坚果、蛋和豆类。蔬菜含有较小量的锌，并且也含有混合成分，如肌醇六磷酸和草酸盐，而这两种成分能"捆绑"住锌，使其不能被身体充分吸收。谷物中的锌主要存在于胚芽和麦麸这样的包裹物中，提纯和加工提炼会使食物的外层包裹物丧失殆尽，因而存在于其中的大量的锌就会丧失，只有少量的锌被保留下来，使锌的总量减少。例如，提纯过的面粉会失去 77% 的锌，提纯过的大米会损失 83% 的锌，并且谷类的精加工会使原天然的未加工的粗糙谷物平均丧失 80% 的锌。谷物精加工的益处是，它们的肌醇六磷酸含量降低了，而肌醇六磷酸是限制锌被身体吸收的物质。所以更多的锌实际上通过加工过的面包和谷物里被身体吸收。

（六）碘

碘是人体的必需微量元素之一，健康成人体内的碘的总量为 20~50 毫克，其中 70%~80% 存在于甲状腺。

1. 碘的吸收和代谢

人从食物、水和空气中每日摄取的碘总量为 100~300 微克，主要以碘化物的形式由消化道吸收，其中有机碘一部分可直接吸收，另一部分则需要在消化道转化为无机碘后，才可吸收。肺、皮肤及黏膜也可吸收极微量的碘。在人体碘的来源中，80%~90% 来自食物，10%~20% 来自饮水，5% 来自空气。

膳食和水中的碘主要为无机碘化物，经口进入人体后，在胃及小肠上段被迅速、完全吸收，一般在进入胃肠道后 1 小时内大部分被吸收，3 小时内几乎完全被吸收。有机碘经肠降解，释放出碘化物后方被吸收，但甲状腺激素碘约有80%可直接吸收。与氨基酸结合的碘也可直接被吸收，而同脂肪酸结合的有机碘可不经肝脏，由乳糜管进入血液。被吸收的碘很快转运至血浆，遍布于全身各组织中。膳食钙、镁以及一些药物如磺胺等对碘吸收有一定阻碍影响。蛋白质、能量不足时，也妨碍胃肠道内碘的吸收。

碘在体内主要被用于合成甲状腺激素，甲状腺从血液中摄取碘的能力很强，其中碘的浓度比血浆中的高25倍以上。

消化道吸收的碘进入门静脉。有机碘经肝脏改造为无机碘化物后，一部分进入血液循环，输送至甲状腺、心、肺、肾、肌肉、皮肤及其他组织；另一部分则由肝进入胆汁，再进入消化道，其中有的经再吸收重新进入静脉到肝，称为"肠肝循环"。余下部分经肠道排出体外。

2. 碘的生理功能

（1）参与能量代谢。在蛋白质、脂肪与碳水化合物的代谢中，碘促进氧化和氧化磷酸化过程；促进分解代谢、能量转换，增加氧耗量，加强产热作用，这些均在心、肝、肾及骨骼肌中进行，而对脑的作用不明显。此外，碘还参与维持与调节体温的活动，保持正常的新陈代谢和生命活动。

（2）促进代谢和体格的生长发育。所有的哺乳类动物都必须有甲状腺素，即需要碘维持其细胞的分化与生长。发育期儿童的身高、体重、肌肉、骨骼的增长和性发育都必须有甲状腺激素的参与，此时期碘缺乏可致儿童生长发育受阻，侏儒症的一个最主要病因就是缺碘。已有的研究表明，甲状腺激素促进DNA及蛋白质合成、维生素的吸收和利用，并有活化许多重要的酶的作用，包括细胞色素酶系、琥珀酸氧化酶等100多种，对生物氧化和代谢都有促进作用。

（3）促进神经系统发育。在脑发育阶段，神经元的迁移及分化，神经突起的分化和发育，尤其是树突、树突棘、触突、神经微管以及神经元联系的建立，髓鞘的形成和发育都需要甲状腺激素的参与。

（4）对垂体激素产生作用。碘代谢与甲状腺激素合成、释放及功能作用受垂体前叶促甲状腺激素（TSH）的调节，TSH的分泌受血浆甲状腺激素浓度的反馈影响。

3. 碘缺乏和碘过量

（1）碘缺乏。碘缺乏对人的一生都有很重要的影响：首先，胎儿期会造成流产、死胎、先天畸形；围生期死亡率增高、婴幼儿期死亡率增高；出现地方性克汀病；神经运动功能发育落后；胎儿甲状腺功能减退。其次，新生儿期碘缺乏易导致新生儿甲状腺功能减退、新生儿甲状腺肿。再次，儿童期和青春期碘缺乏易导致甲状腺肿、青春期甲状腺功能减退、亚临床型克汀病、智力发育障碍、体格发育障碍、单纯聋哑。最后，成人期碘缺乏易导致甲状腺肿及其并发症、甲状腺功能减退、智力障碍、碘致性甲状腺功能亢进。

（2）碘过量。较长时间的高碘摄入（即碘过量）可导致高碘性甲状腺肿等的高碘性危害。

4. 碘的食物来源

人类所需的碘主要来自食物，从食物中摄入的碘为1日碘总摄入量的80%～90%，其次为饮水与食盐。食物碘含量的高低取决于各地区的生物地质化学状况。

海洋生物含碘量很高，如海带、紫菜、海鲜鱼、干贝、淡菜、海蜇、龙虾等，其中干海带含碘可达240毫克/千克；而远离海洋的内陆山区或不易被海风吹到的地区，土壤和空气中含碘量较少，这些地区的食物含碘量不高。

陆地食品的含碘量是动物性食品高于植物性食品，蛋、奶含碘量相对稍高，其次为肉类，淡水鱼的含碘量低于肉类。植物含碘量是最低的，特别是水果和蔬菜。

（七）硒

1. 硒的吸收和代谢

成人体内硒的总量为6～20毫克。硒遍布各组织器官和体液，肾中含量最高。在组织内主要以硒和蛋白质结合的复合物形式存在。硒主要在小肠吸收，人体对食物中硒的吸收率为60%～80%。经肠道吸收进入体内的硒经代谢后大部分经尿排出。尿硒是判断人体内硒盈亏状况的良好指标。硒的其他排出途径为粪、汗。硒在体内的吸收、转运、排出、储存和分布会受许多外界因素的影响。另外，性别、年龄、健康状况，以及食物中是否存在如硫、重金属、维生素等化合物也对硒的吸收和代谢有影响。动物试验表明，硒主要在十二指肠被吸收，空肠和回肠也稍有吸收，胃不吸收。经尿排出的硒占硒排出量的50%～60%，在摄入高膳食硒时，尿硒排出量会增加，反之减少，肾脏起着调节作用。

2. 硒的生理功能

（1）抗氧化，抗衰老。人体内的过氧化损伤是人患病、衰老的重要原因。而硒能激活人体自身抗氧化系统中的重要物质——谷胱甘肽过氧化物酶，控制和消除过氧化，从而使人体不生病。硒的抗氧化效力比维生素E高500倍。

经科学检测，长寿老人的血硒比正常人高3～6倍。硒能延缓衰老，减少抑郁、疲劳等，能提高视力、防治白内障，从根本上提高老年人的生活质量。

（2）保护、修复细胞。硒能消除机体代谢活动中产生的过氧化物，保护细胞膜结构免受过氧化物的损害。细胞完整无损，脏器功能才能正常。保护了细胞，就保护了人体心、肝、肾、肺、眼等重要脏器。

（3）提高红细胞的携氧能力。硒保护血液中的红细胞，血红蛋白就不会被氧化，保持携氧能力，把充足的氧带给机体的每一个细胞，使每一个细胞都能维持正常功能。

（4）提高人体免疫力。硒能够增强免疫系统对进入体内的病毒、异物及体内病变的识别能力，提高免疫系统 B 细胞的抗体合成、T 细胞的增殖，调节抗体水平，使巨噬细胞的吞噬、杀菌能力提高 2 倍。硒可提高机体的免疫功能，从根本上提高对疾病的抵抗能力，这是硒能健身祛病的重要原因。

（5）解毒、排毒、抗污染。硒作为带负电荷的非金属离子，在人体内可以与带正电荷的有害金属离子结合并直接排出体外，彻底消解重金属离子的毒性，起到解毒和排毒的作用。

（6）预防和抵制癌变。人类患癌，一是环境中致癌物质（如黄曲霉毒素和致癌化学物质）入侵所致，二是由体内产生的自由基（俗称"体内垃圾"）造成。硒是微量元素中的"抗癌之王"，既能抑制多种致癌物质的致癌作用，又能及时清理自由基，使其不能损坏细胞膜结构而趋向癌变，起着"清道夫"的作用。假如人体内已出现癌细胞，硒作为癌细胞的杀伤剂，能阻断癌细胞的两个重要的能量来源，在体内形成抑制癌细胞增殖的内环境。硒与癌症密切相关，血硒水平低的人群癌症发生和死亡率均较高。肝病、心脑血管病、糖尿病等久治不愈的患者体内的血硒水平都很低，在治疗疾病的同时适量补硒能增强自愈力。

3. 硒缺乏和硒过量

（1）硒缺乏。目前认为，硒缺乏是克山病发病的基本因素。克山病是一种地方性心肌病，1985 年首先流行于黑龙江省克山县。临床表现主要有心脏增大、急性或慢性心功能不全和各种类型的心律失常，急重病人可猝死。

（2）硒过量。硒过量可引起中毒。过量硒可引起 DNA 碱基替换增加，诱发染色体畸变及外周血淋巴细胞姐妹染色体互换频繁升高。高浓度的硒可导致突变并对细胞内遗传物质有损伤作用，甚至引起细胞癌变。20 世纪 60 年代，在我国恩施市曾发生人食用高硒水果和粮食引起中毒的事件。其中毒特征为头发、眉毛、指甲脱落，皮肤损伤、牙齿腐蚀和神经系统异常等。

4. 硒的食物来源

（1）硒的丰富来源有芝麻、动物内脏、大蒜、蘑菇、海米、鲜贝、淡菜、金针菇、海参、鱿鱼、苋菜、鱼粉、黄油、啤酒酵母、小麦胚和龙虾。

（2）硒的良好来源有海蟹、干贝、带鱼、松花鱼、黄鱼、龙虾、羊油、豆油、猪肾脏、全小麦粒（粉）、螃蟹、猪肉和羊肉。

（3）硒的一般来源有小茴香、冬菇、桃酥、红萝卜、全燕麦粉、啤酒、大米、橘汁和全脂牛奶。

（4）硒的微量来源有玉米、小米、核桃、奶油蛋糕、油饼、水果和糖。

二、水

（一）水的生理功能

水是地球上最常见的物质之一，是所有生命生存的重要资源，也是生物体最重要的组成部分，是生命的源泉。水在生命演化中起到了重要作用。

由于水具有溶解能力强、介电常数大、黏度小、比热大等理化特性，它在生物体内具有特别重要的意义。

（1）水是人体的基本组成成分。水是维持生命、保持细胞外形、构成各种体液所必需的物质。

（2）水参与机体代谢。水具有很强的溶解性，各种有机和无机物可溶于水中，甚至一些脂肪和蛋白质也能在适当条件下分散于水中，构成乳浊液或胶体溶液。由于水的流动性强，可以作为体内各种物质的载体，对各种营养素的运输和吸收、气体的运输和交换以及代谢产物的运输与排泄起到了极其重要的作用。水是体内生化反应的媒介，同时水本身也参与体内的化学反应。水是各种化学物质在体内正常代谢的保证，是维持人体生理新陈代谢的主要介质（属于媒体营养物质），即通过水才能把吸收来的营养物质（结构营养物质——蛋白质、脂肪、碳水化合物、常量矿物质等；调控营养物质——微量元素、维生素等）溶解输送到机体的各个部分，之后又通过水把代谢物排出机体外，从而维护生物体内物质及能量的转化过程和平衡。

（3）水可以调节体温。水对体温的调节是由它的 3 个特性决定的：

1）水的比热大。由于体内含有大量的水，所以在代谢过程中产生的热能多被水吸收，以保持体温恒定。

2）水的蒸发热大。当机体在 37℃ 时，每毫升水的蒸发热为 2402.6 焦，因此，蒸发少量水即可散发体内储存的大量热。

3）水的导热性强。水为非金属中最良好的导热体，虽然机体各组织代谢强度不一样，产热量不一样，但可通过水的导热作用来保证机体各组织和器官间的温度趋于一致。

（4）水可以作为润滑剂。水的黏度小，可使体内摩擦部位滑润，减少损伤。体内关节、韧带、肌肉、膜等处的活动都由水作为润滑剂。同时水还可滋润身体细胞，使其经常保持湿润状态。水可以保持肌肤柔软、有弹性，还可以维持腺体

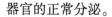

器官的正常分泌。

(二) 水的需要量及来源

正常情况下，机体每日水的摄入量和排出量大致相同，约为 2500 毫升。水的出入量应保持动态平衡。正常人一般每日每千克体重需水量约为 40 毫克，即 60 千克体重的成人每天需水量约 2400 毫升。婴儿的需水量为成人的 3~4 倍。在夏季或高温作业、剧烈运动等情况下，需水量会有较大的增加。

消化道、吸收道、皮肤和肾脏是机体排水的四条途径，但以肾脏最为重要。肾脏是机体排出水分最重要的途径，一般每日尿液的排出与饮食情况、生活环境、劳动强度等多种因素密切相关，如饮水过多，排尿增加；出汗过多则尿量减少。正常生理情况下，每日尿量为 1000~1900 毫升。通过尿液除了可以排出过多的水分外，重要的还在于排出了许多代谢废物，每日约有 50 克的固体物质随尿排出，这就需要 500 毫升以上的水才能将这些物质排出体外，若尿量过少，就会使废物储留于体内，从而造成不良后果，称为尿毒症。

饮水、食物中所含的水和体内生物氧化产生的水为体内水的三个主要来源。普通成人每日饮水和从食物中所获得的水平均约为 2200 毫升，蛋白质、脂肪、糖类三大产热营养素生物氧化产生的内水平均约为 300 毫升，其中饮水量可因机体需要量及气温等环境的影响有较大变动。

机体内应维持正常的水平衡，这种平衡一旦被破坏，就会带来严重的后果。摄入过多的水，会因消化液被稀释而导致消化功能减弱，甚至引起水中毒。但人体也不能缺水，水摄入不足或水流失过多，可引起人体脱水，影响机体的生理功能。人体失水量占体重的 2%~4% 时就会感到口渴、尿少；当失水量达 4%~8% 时皮肤会变干燥并开始起皱纹，感觉口干唇焦，甚至出现意识模糊或幻视；失水量达 10% 以上时可危及生命。

(三) 水与疾病

世界卫生组织（WHO）调查表明，全世界 80% 的疾病源于水污染，1/3 的死亡是因为饮用不洁水造成的。由水传播的 40 多种传染病，在全世界范围内仍未得到有效控制。目前全世界在水中检测出的有机物达到 2221 种。据世界卫生组织公布：每年有 3500 万人因水污染患心血管病；每年有 3000 万人因水污染死于肝癌、胃癌；每年有 9000 万人因水污染患肝炎；每年有 7000 万人患结石病；全世界每年有 2500 万儿童因饮用受污染的水而生病致死；因水污染而患病的人约占世界医院住院病人的一半。据统计，中国每年发生肿瘤病例达 160 万人之多，每年死于肿瘤约 120 万人；每年出生婴儿中出现畸形和各种先天性缺陷也有 100 万多人，这些也都与水质污染有关。

第六节　各营养素之间的关系

一、产热营养素之间的关系

食物中的碳水化合物、脂肪和蛋白质是供给机体热能的主要营养素，又称为三大产热营养素。三大产热营养素之间可相互转化，膳食中必须合理搭配。

二、维生素与产热营养素之间的关系

三大产热营养素的能量代谢过程需要维生素 B_1、B_2 和 B_5 的参与，因而这三种维生素的需求量随能量代谢的增加而加大。膳食中多不饱和脂肪酸越多，体内越容易产生过氧化物，这时需要增加维生素 E 的摄入量以对抗氧化损伤。脂肪可促进脂溶性维生素的吸收，膳食中如果蛋白质过少，则维生素 B_2 不能在体内存留而经尿液排出。

三、氨基酸之间的关系

有些非必需氨基酸可部分替代必需氨基酸，如胱氨酸可部分替代蛋氨酸、酪氨酸可部分替代苯丙氨酸。

四、维生素之间的关系

维生素 C 有利于叶酸的利用，维生素 B_1 和 B_2 又影响维生素 C 的吸收，维生素 E 可保护维生素 A 不被氧化等。

五、矿物质之间的关系

各种微量元素之间相互协同或相互拮抗，如适量的锌有利于铁的代谢，过量的锌则阻碍铁的利用；铁和锰、铁和钴相互干扰吸收，又有协同生血效果；锌可以拮抗镉的毒性，镉可以干扰锌的吸收；钙和锌相互影响，比如高钙低锌时，动物生长变慢等。

六、矿物质与其他营养素之间的关系

矿物质影响产热营养素的代谢，如：铁、磷、镁参与生物氧化过程，碘通过甲状腺素、锌和铬通过胰岛素间接作用于产热营养素，钠和钾促进氨基酸和葡萄糖的吸收。

矿物质与维生素相互配合，相互作用。

七、膳食纤维与其他营养素之间的关系

膳食纤维可降低胆固醇，通过升高血胰岛素而降低血糖。膳食纤维可与钙、铁、锌等矿物质结合在一起，排出体外，从而影响矿物质的吸收和利用。

人体需要的营养素包括蛋白质、脂类、碳水化合物、热能、矿物质、水及维生素等。这些都有重要的生理功能。构成蛋白质的基本单位是氨基酸，食物蛋白质中必需氨基酸必须种类齐全、数量充足、比例适当，才具有较高的营养价值。食物蛋白质营养价值评价指标主要有蛋白质的含量、消化率、利用率等。脂类包括脂肪和类脂两大类。脂肪酸是构成脂肪的基本成分。必需脂肪酸对机体有重要的生理功能。磷脂和胆固醇是主要的类脂。营养学上，主要通过脂肪的消化率、脂肪酸的种类和含量、脂溶性维生素的含量三个方面对脂肪进行评价。碳水化合物分为单糖、双糖、寡糖、多糖四类。人体不能消化吸收膳食纤维，但它是平衡膳食的必需营养素之一。人体能量来源于三大产热营养素的氧化分解。矿物质可分常量元素与微量元素，以钙、镁、磷、铁、锌、碘、硒、铜为代表。人体组织中含量最多的是水。维生素在体内含量极微，是促进人体生长发育和调节生理功能所必需的低分子有机化合物，以维生素 A、D、E、K、B_1、B_2、C、B_6，烟酸、叶酸等为代表。各种营养素都有一定的供给量和食物来源。

第二章

各类食物的营养价值 ‹‹‹

第一节　植物性食物的营养价值

一、谷类

谷类食物主要包括小麦、大米、玉米、小米、高粱、薯类等杂粮。在我国居民的膳食结构中，谷类食物占有突出地位。

（一）谷类食物的结构和营养素分布

1. 谷类食物的结构

谷类都有相似的结构，其最外层是谷壳，主要起到保护谷粒的作用。谷粒去壳后即为谷皮、糊粉层、胚乳和胚（包括胚芽、胚轴）四部分，具体结构如图2-1所示。

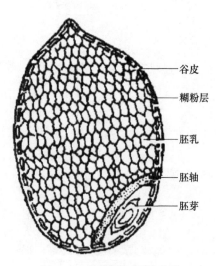

谷皮

糊粉层

胚乳

胚轴

胚芽

图 2-1　谷粒侧切面示意图

2. 谷类食物的营养素分布

（1）谷皮。谷粒外面包围着的数层被膜叫作谷皮。谷皮在化学组成上不同于谷粒其他部分，主要由纤维素和半纤维素组成，并含有较高的灰分和脂肪，占谷粒质量的 13%~15%。

（2）糊粉层。谷皮的里面是一层由多角形细胞构成的糊粉层，占谷粒的 6%~7%，含有较多的蛋白质、脂肪和丰富的 B 族维生素及无机盐。它在植物学上属于胚乳的外层，在碾磨加工时易与谷皮同时被分离下来而混入糠麸中，这对谷粒的营养价值会产生较大的影响。

（3）胚乳。它是谷类的主要部分，由淀粉细胞构成，约占谷粒质量的 83%，含有大量淀粉和一定量的蛋白质，而脂肪、维生素和纤维素等含量都很低。

（4）胚。胚是种子中生理活性最强、营养价值最高的部分，富含蛋白质、脂肪、无机盐、B 族维生素和维生素 E，可溶性糖的含量也比较多。

（二）谷类食物的营养成分及营养价值

1. 碳水化合物含量丰富

谷类中碳水化合物占总量的 70%~80%，其主要成分是淀粉，集中在胚乳的淀粉细胞内。淀粉是机体最理想最经济的能量来源。谷类中含有少量果糖和葡萄糖，约占碳水化合物的 10%，虽然它们所占的比例小，但在食品加工上却有着重要意义，当制作面包时，在第一次发酵的过程中，少量的单糖是供给酵母发酵最直接的碳原。

2. 蛋白质的生物价较低

谷类的蛋白质含量一般为 7%~16%，多数在 8% 左右。在每日膳食中谷类食品提供的蛋白质数量很多，但是质量较差，必需氨基酸的数量和种类皆存在一定的缺陷。此外，谷类蛋白质必需氨基酸组成比值与人体蛋白质有较大的差距，造成蛋白质的氨基酸不平衡，合成人体蛋白质的效率较低，所以营养价值不高。虽然谷类食品蛋白质的营养价值较低，但在人体蛋白质营养中发挥的作用仍很重要，根据"蛋白质互补作用"，可以食用不同食物补充必需氨基酸的不足。

3. 脂肪中的必需脂肪酸丰富

谷类中脂肪含量普遍不高，为 1%~2%，主要集中于谷胚与谷皮部分。谷类提供的脂肪含必需脂肪酸非常丰富，营养价值甚高，具有降低血胆固醇、防止动脉粥样硬化的作用。除此之外，谷类油脂中还含有有益健康的成分，包括丰富的卵磷脂和植物固醇，并含有大量的维生素 E。卵磷脂在体内可形成传递神经信号的物质，即脑磷脂乙酰胆碱，对大脑活动有帮助，对心血管具有保健作用。植物固醇能够抑制胆固醇的吸收，对降低体内胆固醇的含量十分有益。维生素 E 具有抗氧化、抗衰老的作用，在种子里常常和油脂成分在一起。谷类所含的脂肪具有营养和保健的双重作用。

4. B 族维生素含量丰富

谷类食品是膳食中 B 族维生素，特别是硫胺素（也称为维生素 B_1）和尼克酸的重要来源，一般不含维生素 C、D 和 A，只有黄玉米和小麦中有少量的类胡萝卜素。小麦胚芽中含有丰富的维生素 E。小麦、大米由于进行了精细加工，B 族维生素损失较多，而小米、高粱、荞麦和燕麦等杂粮不需过多研磨，其维生素保存比较多，维生素 B_1、B_2 的含量都高于日常所吃的大米、白面，是膳食中维生素 B_1、B_2 很好的补充来源。所以，经常吃些粗杂粮对身体大有益处。

5. 矿物质含量不高

谷类食品矿物质的含量是 1.5%～3%，主要存在于谷皮和糊粉层中。大米在烹调之前经过淘洗会损失掉 70% 的无机盐。大米蛋白质的含量比较低，钙与磷的比值小，并且不含维生素 D 等能帮助人体吸收钙的营养素，所以钙在人体中的吸收利用率较低，小麦中铁和钙的含量略高于大米，而且小麦在加工过程中不经过淘洗，所以无机盐的保存率较高。

（三）常见谷类食物及其营养价值

1. 玉米

玉米含有多种营养成分，其中胡萝卜素的含量、维生素 B_2、脂肪含量居谷类之首。含量是米、面的 2 倍，其脂肪酸的组成中必需脂肪酸（亚油酸）占 20% 以上，并含有较多的卵磷脂和胆固醇及丰富的维生素 E（玉米胚芽中），因此玉米具有降低胆固醇、防止动脉粥样硬化和高血压的作用，并能刺激脑细胞，增强脑力和记忆力。玉米中还含有大量的膳食纤维，能促进肠道蠕动，缩短食物在消化道的时间，减少毒物对肠道的刺激，因此可预防肠道疾病。

2. 小米

小米是我国北方某些地区的主食之一。小米所含的蛋白质高于大米、玉米，稍低于小麦，含矿物质均高于大米、玉米、小麦。小米还含较多的维生素 A 和维生素 E，这恰恰是其他谷类所缺少的。维生素 B_1 的含量位居所有粮食之首。所以，在谷类中小米含的营养成分比较全面。值得一提的是，小米含必需氨基酸中的色氨酸，能起到催眠、安眠作用。小米营养丰富，不仅可以强身健体，而且还可防病去恙，据《神农本草经》记载，小米具有养肾气、除胃热、止消渴（糖尿病）、利小便等功效。

3. 荞麦

荞麦是一种耐瘠抗寒的粮食，由于其独特的营养价值和药用价值，被认为是世界性新兴作物。

荞麦面的蛋白质含量高于大米、小麦粉和玉米面，且其蛋白质中的氨基酸组成比较平衡，赖氨酸、苏氨酸的含量较丰富。荞麦蛋白质和其他谷物蛋白质不同，面筋含量低，近似于豆类蛋白。与一般谷物淀粉比较，荞麦淀粉食用后易被人体消化、吸收。荞麦中 B 族维生素含量丰富，维生素 B_1、B_2 的含量是小麦粉的 $3 \sim 20$ 倍，为一般谷物所罕见。另外，荞麦含有其他谷物不具有的芦丁及维生素 C，芦丁是类黄酮物质之一，是一种多酚衍生物，具有提高毛细血管的通透性，维持微血管循环功能的作用，对高血压和心脏病有重要的防治作用。荞麦含镁量高，含铁、锰、钠、钙的量也较高。

二、豆类

豆类泛指所有能产生豆荚的豆科植物，同时，也常用来称呼豆科的蝶形花亚科中的作为食用和饲料用的豆类作物。豆类的品种很多，主要有大豆、蚕豆、绿豆、豌豆、赤豆、黑豆等。根据豆类的营养素种类和数量可将它们分为两大类：一类以黄豆为代表的高蛋白质、高脂肪豆类；另一类以碳水化合物含量高为特征，如绿豆、赤豆。鲜豆及豆制品不但可做菜肴，而且还可以作为调味品的原料。

（一）大豆的营养成分及其营养价值

1. 蛋白质

大豆含有 $35\% \sim 40\%$ 的蛋白质，是植物性食物中含蛋白质最多的食品。大豆蛋白质的氨基酸组成接近人体需要，具有较高的营养价值，而且含有丰富的赖氨酸（是谷物的 2 倍以上），是与谷类蛋白质互补的天然理想食品，故大豆蛋白为优质蛋白。

2. 脂类

大豆含有 $15\% \sim 20\%$ 的脂肪，其中不饱和脂肪酸占 85%，以亚油酸为最多（高于 50%），还含 1.64% 的磷脂（以卵磷脂为主）和具有抗氧化能力的维生素 E。

3. 碳水化合物

大豆含有 25%～30% 的碳水化合物，其中一半为可供利用的淀粉、阿拉伯糖、半乳聚糖和蔗糖；另一半为人体不能消化吸收的棉籽糖和水苏糖，属于大豆低聚糖，它们在大肠中被微生物发酵而产生气体，可引起腹胀，但同时是双歧杆菌的生长促进因子，有保健作用。在加工时，这些糖类基本上要除去。

4. 矿物质

大豆含有 4.5%～5.0% 的矿物质，钙含量高于普通谷类；豆类还是一类高钾、高镁、低钠的碱性食品，微量元素含量也较高。但大豆中的矿物质的生物利用率较低。

5. 维生素

大豆中含有较多的 B 族维生素，硫胺素和核黄素的含量是面粉的 2 倍以上，黄色大豆中含有少量的胡萝卜素，大豆发芽后还含有维生素 C。

(二) 大豆中的抗营养因素

大豆的营养价值很高，但也存在诸多抗营养因素。大豆蛋白的消化率为65%，但经加工制成豆制品后，其消化率明显提高。近年来的多项研究表明，大豆中的多种抗营养因子有良好的保健功能，这使得大豆研究成为营养领域的研究热点之一。

1. 蛋白酶抑制剂 (PI)

大豆及其他油料作物中都含有蛋白酶抑制剂，包括抑制胰蛋白酶、糜蛋白酶及胃蛋白酶等物质。存在最广泛的是胰蛋白酶抑制剂，一般称为抗胰蛋白酶因子，可对动物生长产生一定影响。我国食品卫生标准中明确规定，含有豆粉的婴幼儿代乳品，尿酶试验结果必须是阴性。

2. 豆腥味

大豆中含有很多酶，其中的脂肪氧化酶是产生豆腥味及其他异味的主要酶类。豆类在储藏中易造成不饱和脂肪酸的分解，在 95℃ 以上加热 10～15 分钟可除去部分豆腥味。

3. 胀气因子

食用豆类会胀气主要是因为大豆低聚糖——水苏糖和棉籽糖的作用。此类物质不能被消化，但能被肠道微生物发酵产生气体，是浓缩和分离大豆蛋白时的副产品，大豆低聚糖可不经消化直接进入大肠，为双歧杆菌所利用，并有促进双歧杆菌繁殖的作用，可对人体产生有利影响。

4. 植酸

大豆中含有的植酸能与锌、钙、镁、铁等元素结合，影响矿物质的吸收利用。

5. 皂苷和异黄酮

此两类物质有抗氧化、降低血脂和血胆固醇的作用，近年来的研究发现了其更多的保健功能。

6. 植物红细胞凝集素

植物红细胞凝集素是能凝集人和动物血红细胞的一种蛋白质，也是一种影响动物生长的因素。其加热即被破坏。

（三）豆类食物的营养价值

豆制品除去了大豆内的有害成分后，大豆蛋白质的结构从密集状态变成疏松状态，使大豆蛋白质的消化率增加，从而提高了大豆的营养价值。

豆制品有非发酵性制品和发酵性制品之分。在豆制品的制作过程中，水溶性维生素有较大的流失，但也产生了一些新的维生素，如发酵制品产生了维生素 B_{12}，大豆制成豆芽后可产生一定量的抗坏血酸。

目前的大豆蛋白制品主要有四种：分离蛋白质、浓缩蛋白质、组织化蛋白质、油料粕粉。表2-1为五种豆制品每100克中主要营养素的含量。

表2-1　五种豆制品每100克中主要营养素的含量

豆制品名称	蛋白质/克	脂肪/克	糖/克	维生素A/微克	维生素B_1/毫克	维生素B_2/毫克	维生素C/毫克
豆浆	1.8	0.7	1.1	15	0.02	0.02	0
豆腐	8.1	3.7	4.2	—	0.04	0.03	0
豆豉	24.1	3.0	33.8	—	0.02	0.09	0
黄豆芽	4.5	1.6	4.5	5	0.04	0.07	8
绿豆芽	2.1	0.1	2.9	3	0.05	0.06	6

三、蔬菜与水果

（一）蔬菜的营养成分及其营养价值

蔬菜是指可以烹饪成为食品的一类植物或菌类，蔬菜是人们日常饮食中必不可少的食物之一，是一种绿色食品。蔬菜可提供人体所必需的多种维生素和矿物质等营养物质。此外，蔬菜中还有多种多样的植物化学物质，是人们公认的对健康有效的成分，目前果蔬中的营养素中可以有效预防慢性、退行性疾病的多种物质，正在被人们研究发现。

1. 维生素

几乎所有的蔬菜都含有维生素 C，以叶菜类、瓜茄类较为丰富。番茄中的维生素 C 含量虽然不是很高，但因为有有机酸的保护使其不易损失，也是维生素 C 的良好来源。

蔬菜中胡萝卜素含量也较丰富。我国居民普遍存在维生素 A 摄入不足的问题，而我国居民的膳食结构又是以植物性食物为主，因此，胡萝卜素就成为我国居民维生素 A 的重要来源。深黄、深绿色蔬菜均含有丰富的胡萝卜素，如菠菜、苋菜、胡萝卜、南瓜、辣椒等。

蔬菜也含有一定量的 B 族维生素，如维生素 B_1、B_2、叶酸和烟酸。尤其是维生素 B_2，虽然含量不如谷、肉、蛋类多，但由于我国居民以植物性食物为主，并且膳食中普遍缺少维生素 B_2，所以蔬菜中的维生素 B_2 在膳食中占有一定的地位。一般来说，深黄、深绿色蔬菜（如菠菜、油菜、芹菜叶、苋菜、雪里蕻、香椿）以及鲜豆类（如豆角、毛豆、鲜蚕豆）维生素 B_2 含量比较丰富。绿叶蔬菜也是膳食叶酸的主要来源。

2. 矿物质

蔬菜中含有丰富的钠、钾、钙、磷、镁等常量元素以及铁、锌、硒、钼等微量元素，尤其以钾的含量最高。钾具有多种生理功能，可维持心肌的正常功能，有降低血压的作用。蔬菜也是我国居民膳食中钙和铁的良好来源，如绿叶蔬菜中的苜蓿、苋菜、油菜和雪里蕻。铁含量以鲜豆类含量较高（如蚕豆、毛豆），但是蔬菜中钙和铁的生物利用率并不高。锌、硒等矿物质在根茎类蔬菜（如大蒜、芋头）以及鲜豆类（如蚕豆、豌豆、豆角）中含量较高。

3. 膳食纤维

膳食纤维是指不能被人体的消化酶消化分解的非淀粉多糖，因具有重要的生理功能，又称为"第七营养素"。不溶性纤维具有吸水膨胀的特性，可增加食物的体积，增强就餐时的饱腹感而减少能量的摄入，并可延缓葡萄糖的吸收，从而达到减肥的目的。同时，可增加粪便的体积和质量，刺激肠道的蠕动，可起到润肠通便的作用。这些纤维虽然不能被人体的消化酶消化分解，但是可以被肠道的有益细菌发酵产酸，降低肠道的 pH 值，有利于肠道的健康。可溶性纤维可溶于水形成黏稠的物质，影响葡萄糖和胆固醇的吸收，同时也促进胆酸的排泄，所以对于糖尿病、动脉粥样硬化和胆石症有很好的预防作用。但是，过多的膳食纤维会影响其他营养素（如钙、铁、锌）的吸收。

4. 蔬菜中的三大营养物质和能量

蔬菜中的三大产热营养素含量较低，蛋白质大多在 1%～3%。鲜豆类含量较高，为 2%～14%，平均为 4%左右。蔬菜中的脂类含量在 1%以下。碳水化合物含量因品种而异，叶菜类和瓜茄类多在 5%以下，根茎类为 5%～20%，藕、山药的碳水化合物含量较高，可替代部分主食。蔬菜中的碳水化合物主要是淀粉、果糖和葡萄糖。由于产热营养素含量不高，所以蔬菜是一种低能量的食物，叶菜类、瓜茄类发热量在 40～170 千焦/100 克，根茎类稍高一些，可达 330 千焦/100 克以上。

5. 蔬菜中的色素、芳香物质、有机酸以及其他生理活性物质

蔬菜种类繁多，色彩纷呈，含有丰富的色素，如胡萝卜素、番茄红素、花青素等。从蔬菜中提取的天然食用色素具有较高的安全性。

研究发现，这些天然的色素可清除自由基，具有很强的抗氧化活性，在防治与氧化应激有关的慢性病（如冠心病、糖尿病、癌症）以及延缓衰老方面具有重要作用。蔬菜的风味是由其含有的不同芳香物质决定的。蔬菜中的芳香物质是由不同挥发性物质组成的混合物，主要包括醇类、醛类、酮类、萜类和酯类，而葱、蒜则是一些含硫的化合物。蔬菜中含有多种有机酸（如番茄中有柠檬酸和少量苹果酸、琥珀酸等），能刺激胃肠蠕动和消化液的分泌，有促进食欲和帮助消化的作用，同时也有利于维生素 C 的稳定。蔬菜中还含有一些酶类、杀菌物质和具有特殊功能的生理活性物质成分，如萝卜中的淀粉酶在生食时可帮助消化；洋葱、甘蓝、西红柿中含有生物类黄酮，是天然抗氧化剂，能维持微血管的正常功能，保护维生素 C、维生素 A、维生素 E 等不被氧化破坏。

（二）水果的营养成分及其营养价值

水果是指多汁且大多数有甜味可直接生吃的植物果实，不但含有丰富的营养且能够帮助消化。水果是对部分可以食用的植物果实和种子的统称。水果有降血压、减缓衰老、减肥瘦身、皮肤保养、明目、抗癌、降低胆固醇、补充维生素等

保健作用。

水果的种类非常多，如苹果、橘子、葡萄、香蕉、杏、菠萝、草莓等，干果是用新鲜水果加工制成的果干，如葡萄干、柿饼、蜜枣等。

1. 水、蛋白质、脂类

水果中水分的含量为 79%～90%；蛋白质含量少，约为 0.5%～1.0%，因此不宜作为主食；脂类物质含量很低，多为 0.1%～0.5%。水果中脂类物质含量虽低，却富含磷脂和不饱和脂肪酸，如苹果中 50% 的脂类为磷脂。

2. 碳水化合物

水果中的碳水化合物主要是糖、淀粉、膳食纤维。仁果类（如苹果、梨）以果糖为主，葡萄糖和蔗糖次之；浆果类（如葡萄、草莓、猕猴桃）主要以葡萄糖、果糖为主；核果类（如桃、杏）以蔗糖为主。水果未成熟时碳水化合物多以淀粉为主，随其成熟才逐渐转化为糖，随糖含量的上升水果中糖与酸（有机酸）的比例也会发生改变。因此，成熟的水果酸度常较低，而甜度增高。水果中的主要膳食纤维成分是纤维素、半纤维素和果胶，其中较为重要的是果胶，它使水果制品形成胶冻或黏稠悬浮液，带来特殊的质地与口感。

富含果胶的水果可以制成果酱，如山楂、苹果、柑橘、猕猴桃等。山楂糕中的凝胶物质即为山楂中天然存在的果胶。

3. 矿物质

水果中含有多种矿物质，其中在膳食中最为重要的矿物质是钾，水果中钠的含量较低。但不同种水果之间的含量差别很大，如橄榄、山楂、柑橘中含钙较多，葡萄、杏、草莓等含铁较多，香蕉含磷较多。人类膳食中许多食物（如谷类、肉类、蛋类、鱼类等）富含蛋白质、碳水化合物、脂肪，这些物质中含硫、磷、氯等元素较多，在人体内经过代谢后，最终产物呈酸性，称为成酸性食品。而蔬菜和水果中由于含有较多的钾、钠、钙、镁等金属元素，在人体内经过代谢后，最终产物呈碱性，故称为成碱性食品。膳食中成酸性和成碱性食品之间必须保持一定的比例，以维持人体正常的 pH 值，达到酸碱平衡，所以水果对维持人体正常酸碱平衡十分重要。此外，茶叶、牛奶也属于成碱性食品。

4. 维生素

水果中含有除维生素 D 和维生素 B_{12} 之外的几乎各种维生素，但 B 族维生素含量普遍较低。香蕉中含叶酸和维生素 B_6 较为丰富。柑橘类、草莓、山楂、酸枣、鲜枣、猕猴桃、龙眼等是维生素 C 的优良来源。新鲜大枣维生素 C 的含量高达 540 毫克/100 克，是一般蔬菜和其他水果含量的 30 ~ 100 倍；酸枣的含量更高，达 830 ~ 1170 毫克/100 克。由于水果一般不需要经过烹调加工，可以生吃，所含的维生素 C 可以毫无损失地进入人体，故其在人体内的利用率较高，平均达 86.3%，是维生素 C 的极好来源。

具有黄色和橙色的水果可提供类胡萝卜素，如每 100 克中，芒果含 8050 微克 RE（视黄醇当量），柑橘类含 800 ~ 5140 微克 RE，枇杷含 700 微克 RE，杏含 450 微克 RE，柿子含 440 微克 RE。有些水果的类胡萝卜素含量很低，如苹果、梨、桃子、葡萄与荔枝等。在我国，动物性食品摄入不足，中国居民的饮食中维生素 A 缺乏的现象较为普遍，蔬菜和水果中的胡萝卜素是膳食维生素 A 的主要来源。

5. 芳香物质、色素和有机酸等物质

水果中含有各种有机酸，主要有苹果酸、柠檬酸和酒石酸等，这些成分一方面可使食物具有一定的酸味，刺激消化液的分泌，有助于食物的消化；另一方面，使食物保持一定的酸度，对维生素 C 的稳定性具有保护作用。另外，水果还含有纤维素和果胶，能促进胃肠蠕动和消化液分泌，对提高食欲和帮助消化有重要作用。

水果中存在的油状挥发性化合物中含有醇、酯、醛、酮等物质，构成了水果独特的香气，使食物具有诱人的香味，可刺激食欲，有助于食物的消化吸收。水果的品种很多，其色、香、味都能给人们以愉快感，在丰富人类生活、充实膳食内容以及增进食欲等方面都有独特的作用。

水果所含的酚类物质包括酚酸类、类黄酮、花青素类、原花青素类、单宁等，不仅对果品的色泽和风味有很大的影响，并且这些植物化学物对机体具有特殊的保健作用，如抗氧化功能、防癌抗癌、防治心血管疾病等。

（三）水果的合理食用

水果收获后，仍是一个有机体，在储存过程中，继续进行呼吸作用，分解产生的代谢产物蓄积会导致水果变色、腐烂。水果除含有丰富的维生素和矿物质外，还含有大量的非营养素的生物活性物质，可以防病治病，也可致病。因此，在人们的日常生活中食用水果时应注意食用卫生及科学的吃法。

1. 吃水果要注意卫生

不要食用开始腐烂的水果，以及无防尘、防蝇设备又没彻底洗净消毒的果品，如草莓、桑葚、剖片的西瓜等，食后容易引发痢疾、伤寒、急性胃肠炎等消化道传染病。

2. 吃水果尽量要削皮

一些人认为，果皮中维生素含量比果肉高，因而食用水果时要连皮一起吃。殊不知，水果发生病虫害时往往用农药喷杀，农药会浸透并残留在果皮蜡质中，因而果皮中的农药残留量比果肉中高得多。

3. 吃水果的正确时间

吃水果的正确时间是饭前 1 小时和饭后 2 小时左右（柿子等不宜在饭前吃的水果除外）。饭前吃水果有很多好处。首先，水果中许多成分均是水溶性的，饭前吃有利于身体必需营养素的吸收。其次，水果是低能量食物，其平均能量仅为同等质量面食的 1/4，同等猪肉等肉食的 1/10，先吃低能量食物，人体比较容易控制一顿饭里总的能量摄入。最后，许多水果本身容易被氧化、腐败，先吃水果可缩短它在胃中的停留时间，降低其氧化、腐败程度，减少其可能对身体造成的不利影响。而饭后立即吃水果，不但不会助消化，反而会造成胀气或便秘。

4. 忌过量食用水果

过量食用水果会使人体缺铜，从而导致血液中胆固醇增高，引起冠心病，因此不宜在短时间内过多进食水果。

第二节 动物性食物的营养价值

动物性食物主要是指由人工饲养、驯化的畜、禽肉制品，蛋乳制品及水产品。动物性食物在人类的饮食中占有重要的地位，是人类获取蛋白质、矿物质和维生素的重要来源之一，对于人类的生存和发展具有重要意义。

一、畜、禽、鱼类

（一）畜、禽类

畜肉类主要是指猪、羊、牛、兔、马、驴、狗、骡、鹿等哺乳动物的肌肉、内脏及其制品，禽肉类主要包括鸡、鸭、鹅、鸽子、鹌鹑、鸵鸟等鸟类的肌肉及其制品。

1. 水分

肌肉中的水分含量约为 75%，分别以结合水、不易流动水和自由水的形式存在。结合水约占肌肉总水分的 5%，与蛋白质分子表面的极性基团靠静电引力紧密结合，形成水分子层；不易流动水约占总水分的 80%，存在于肌原丝、肌原纤维及肌膜之间；自由水约占总水分的 15%，存在于细胞外间隙。

2. 蛋白质

畜、禽类蛋白质的含量为 10%～20%，其中肌浆中的蛋白质占 20%～30%，肌原纤维中的蛋白质占 40%～60%，间质蛋白质占 10%～20%。畜、禽类蛋白质必需氨基酸充足，在种类和比例上接近人体需要，利于消化吸收，是优质蛋白质。但结缔组织中的间质蛋白必需氨基酸组成不平衡，主要是胶原蛋白和弹性蛋白，其中，色氨酸、酪氨酸、蛋氨酸含量少，蛋白质利用率低。

不同畜、禽类的蛋白质含量因种类、年龄、肥瘦程度及部位的不同而异。不同部位的肉，因肥瘦程度不同，蛋白质含量差异较大，畜、禽类心、肝、肾等内脏器官的蛋白质含量较高，而脂肪含量较少。

3. 脂肪

一般畜、禽的脂肪含量为 10%～36%，其在动物体内的分布随动物的种类、年龄、肥瘦程度及部位不同有很大差异，低者为 2%，高者可达到 90%。畜、禽类脂肪以饱和脂肪酸为主，熔点较高，主要成分为甘油三酯、少量卵磷脂、胆固醇和游离脂肪酸。胆固醇在肥肉中为 109 毫克/100 克，在瘦肉中为 81 毫克/100 克，在内脏中约为 200 毫克/100 克，脑中最高，约为 2571 毫克/100 克。脂肪消化率为 80%～90%。

必需脂肪酸的含量与组成是衡量食物油脂营养价值的重要指标。动物脂肪所含有的必需脂肪酸明显低于植物油脂，因此其营养价值低于植物油脂。在动物中，禽类脂肪所含的必需脂肪酸的量高于家畜脂肪；家畜脂肪中，猪脂的必需脂肪酸含量高于牛、羊等反刍动物。

4. 碳水化合物

畜、禽类的碳水化合物含量为 1%～3%，主要以糖原的形式存在于肝脏和肌肉中，含量较少，宰后由于酶的作用，糖原分解产生乳酸，使肉品的 pH 值下降。

5. 矿物质

畜肉的矿物质含量为 0.8～12 毫克/100 克，瘦肉的矿物质含量高于肥肉，内脏的矿物质含量高于瘦肉，是铁、锌等矿物质的重要来源。其中铁的含量为 5 毫克/100 克左右，以血红素铁的形式存在，不受食物其他因素的影响，生物利用率高，是膳食铁的良好来源。畜肉中的铜、硒等微量元素也很丰富。

禽肉含钾、钠、钙、镁、磷、铁、锰、锌、铜、硒、硫、氯等多种矿物质，占总量的 1%~2%。其中钾的含量最高，其次是磷。禽类肝脏富含多种矿物质，且平均水平高于禽肉。肝脏和血液中铁的含量丰富，每 100 克中含铁高达 10~30 毫克，是铁的最佳膳食来源。

6. 维生素

畜肉含较多 B 族维生素，瘦肉中维生素 A、D、E 均很少；肥肉中维生素均很少；内脏中富含各种维生素，肝脏是各种维生素在动物体内的储藏场所，除含有丰富的维生素 A、维生素 D、核黄素外，还含有少量的维生素 C 和维生素 E。禽肉的维生素含量与畜肉相似。

7. 畜、禽类食物的合理食用

畜、禽肉蛋白质营养价值较高，含有较多的赖氨酸，宜与谷类食物搭配食用，以发挥蛋白质的互补作用。为了充分发挥畜、禽肉的营养作用，还应注意将畜、禽肉分散到每餐膳食中，防止集中食用。

畜肉的脂肪和胆固醇含量较高，脂肪主要由饱和脂肪酸组成，食用过多易引起肥胖和高脂血症等疾病，因此膳食中的比例不宜过多。禽肉的脂肪含不饱和脂肪酸较多，因此，老年人及心血管疾病患者宜选用禽肉。内脏含有较多的维生素、铁、锌、硒、钙，特别是肝脏，维生素 B_2 和维生素 A 的含量丰富，宜经常食用。

(二) 鱼类

全世界鱼类有 2.5 万~3.0 万种，海产鱼类超过 1.6 万种，水产食用资源与人类饮食关系密切，从巨大的鲸鱼到游动的小虾，许多都具有丰富的营养价值。这些丰富的海洋资源作为高生物价的蛋白质、脂肪和脂溶性维生素来源，在人类的营养领域具有重要作用。鱼类的营养成分及其营养价值如下。

1. 蛋白质

鱼类肌肉蛋白质含量一般为 15%~25%，肌纤维较细短，间质蛋白质较少，组织中水分含量高，所以，显得软而细嫩，较畜、禽肉更容易被人体消化，营养价值与畜、禽肉近似。氨基酸含量中，色氨酸含量偏低。

2. 脂肪

鱼类平均脂肪含量为 1%~3%。脂肪含量与品种、生长季节、部位等有关。

鱼的种类不同，脂肪含量差别也较大，如鳗鱼、鲱鱼、金枪鱼达 16%~26%，而鳕鱼仅为 0.5%。鱼类脂肪在肌肉组织中含量很少，主要存在于皮下和脏器周围。

鱼类脂肪中的不饱和脂肪酸含量十分丰富，占 60% 以上，通常呈液态，消化吸收率为 95%，是人体必需脂肪酸的重要来源。鱼类胆固醇含量一般为 100 毫克/100 克，但鱼子中的含量较高，如鲭鱼子胆固醇含量为 1070 毫克/100 克。

3. 碳水化合物

鱼类碳水化合物的含量较低，约为 1.5%。有些鱼（如鲢鱼、银鱼）不含碳水化合物。碳水化合物主要以糖原形式储存于肌肉和肝脏中。糖原含量与致死方式有关，即捕即杀者糖原含量高；挣扎疲劳后死去的鱼类，糖原消耗，含量降低。除了糖原外，鱼体内还含有黏多糖，如硫酸软骨素、透明质酸等。

4. 矿物质

鱼类矿物质含量为 1%~2%，其中锌含量极为丰富，此外，钙、钠、氯、钾、镁等含量也较多，其中钙的含量多于禽肉，但钙的吸收率较低。海水鱼钙的含量比淡水鱼高。海水鱼富含碘，含量为 100~1000 微克/千克，淡水鱼含碘量仅为 50~400 微克/千克。

5. 维生素

鱼油和鱼肝油是维生素 A、D 的重要来源，是维生素 E 的一般来源。多脂海鱼肉中含有一定数量的维生素 A、D，硫胺素、核黄素、烟酸含量较高，维生素 C 含量很低。一些生鱼制品含硫胺素酶和催化硫胺素降解的蛋白质，大量食用生鱼可能造成硫胺素缺乏。

（三）鱼类食物的合理食用

1. 防止腐败变质

鱼类因水分和蛋白质含量高、结缔组织少，较畜、禽肉更易腐败变质，特别是青皮红肉鱼，如鲐鱼、金枪鱼，组氨酸含量高，一旦变质，可产生大量组胺，能引起人体组胺中毒。鱼类的多不饱和脂肪酸含量高，双键极易被氧化破坏，能产生脂质过氧化物，对人体有害。因此，打捞的鱼类需及时保存或加工处理，防止腐败变质。

2. 防止食物中毒

有些鱼含有极强的毒素，如河豚，虽其肉质细嫩、味道鲜美，但其卵、卵巢、肝脏和血液中，甚至有些河豚的肌肉中，都含有极毒的河豚毒素，若加工处理不当或误食，可引起急性中毒甚至死亡。

二、蛋类

蛋主要指鸡、鸭、鹅、鹌鹑等禽类的蛋，各种蛋的结构和营养价值基本相似。禽蛋具有营养价值高、物理属性特殊、相对其他动物食品性价比优越等特点，被广泛用于食品加工和烹调中。此外，禽蛋还可制成松花蛋、咸蛋、干蛋粉等各种蛋制品。

(一) 蛋的结构

各种蛋类都是由蛋黄、蛋清、蛋壳三部分组成。蛋黄是蛋的胚胎组织，表面包有蛋黄膜，含有丰富的蛋白质、脂肪、维生素和矿物质；蛋清包括两部分，即外层的稀蛋清和包在蛋黄周围胶冻样的稠蛋清，蛋清的蛋白质、矿物质含量较多；蛋壳的成分包括96%的碳酸钙、2%的碳酸镁、2%的蛋白质。蛋壳的颜色因禽类的品种而异，与蛋的营养价值无关。

(二) 蛋的营养价值

蛋类含有丰富的营养成分，如蛋白质、脂肪、无机盐和维生素。蛋白和蛋黄在成分上有显著不同，蛋黄内营养成分的含量和种类比蛋白多，所以蛋黄的营养价值更高。

1. 蛋白质

蛋类一般含蛋白质约为12.8%。蛋清中含有卵白蛋白、黏蛋白、卵胶蛋白以及少量卵球蛋白。蛋黄中的蛋白质主要是卵黄磷蛋白和卵黄球蛋白。蛋类中所含蛋白质是完全蛋白质，营养学上通常把鸡蛋作为蛋白质中必需氨基酸含量的参考标准，其利用率为100%，是天然食物中生理价值最高的蛋白质。

2. 脂肪

蛋类中的脂类的含量为11%~15%，主要集中在蛋黄内，蛋白中很少。蛋中的脂肪呈乳融状，分散成细小颗粒，易于消化吸收。其中，中性脂肪占62.3%，卵磷脂占32.8%，胆固醇占4.9%。这些成分对于人的大脑及神经组织的发育有重大作用。蛋黄的脂肪主要由不饱和脂肪酸组成，例如，鸡蛋脂肪中不饱和脂肪酸含量为58%，鸭蛋脂肪中不饱和脂肪酸含量为62%。这些脂肪常温下为液体，易于消化吸收。蛋黄中胆固醇含量较高，平均每个鸡蛋含200毫克胆固醇。

3. 碳水化合物

蛋类含碳水化合物较少，蛋清中主要含甘露糖和半乳糖；蛋黄中主要是葡萄糖。

4. 矿物质

蛋类含多种矿物质，主要存在于蛋黄中，含量达 1.0%～1.5%，其中以磷最为丰富，占 60% 以上，钙占 13% 左右。蛋黄也是其他多种微量元素的良好来源，包括铁、硫、镁、钾、钠等，其中铁的含量相对较高，但以非血红素形式存在，由于卵黄高磷蛋白对铁的吸收具有干扰作用，故铁的吸收率较低，仅为 3% 左右。蛋中的矿物质含量受饲料因素的影响较大。不同禽类所产蛋中的矿物质含量也有所差别，如鹅蛋的蛋黄和鸭蛋的蛋白中含铁较高，鹌鹑蛋的含锌量高于鸡蛋，鸵鸟蛋的各种矿物质含量与鸡蛋相似。

5. 维生素

蛋类含有几乎所有种类的维生素，其中维生素 A、D、B_1、B_2、B_{12} 较为丰富，含量最丰富的是维生素 A 和维生素 D。维生素 D 的含量随季节、饲料组成和鸡受光照时间的不同而有一定变化。鸭蛋和鹅蛋的维生素含量高于鸡蛋。大部分维生素都存在于蛋黄中，蛋黄的颜色与核黄素、胡萝卜素和叶黄素的含量有关，其颜色因饲料不同、类胡萝卜素物质含量不同而异。

表 2-2、表 2-3 分别为蛋类各部分的主要营养组成、蛋类各种主要营养素的含量。

表 2-2　蛋类各部分的主要营养组成　　　　　　　（%）

营养成分	全蛋	蛋清	蛋黄
水分	73.8～75.8	84.4～87.7	44.9～51.5
蛋白质	12.8	8.9～11.6	14.5～15.5
脂类	11.1	0.1	26.4～33.8
糖	1.3	1.8～3.2	3.4～6.2
矿物质	1.0	0.6	1.1

表 2-3　蛋类各种主要营养素的含量（每 100 克）

各种蛋类	蛋白质/克	脂肪/克	糖/克	维生素 A/微克	维生素 B_1/毫克	维生素 B_2/毫克	钙/毫克	铁/毫克	胆固醇/毫克
全鸡蛋	12.8	11.1	1.3	194	0.13	0.32	44	2.3	585
鸡蛋白	11.6	6.1	3.1	—	0.04	0.31	9	1.6	—
鸡蛋黄	15.2	28.2	3.4	438	0.33	0.29	112	6.5	1510
鸭蛋	12.6	13.0	3.1	261	0.17	0.35	62	2.9	565

各种蛋类	蛋白质/克	脂肪/克	糖/克	维生素 A/微克	维生素 B$_1$/毫克	维生素 B$_2$/毫克	钙/毫克	铁/毫克	胆固醇/毫克
咸鸭蛋	12.7	12.7	6.3	134	0.16	0.33	118	3.6	647
松花蛋	14.2	10.7	4.5	215	0.06	0.18	63	3.3	608
鹌鹑蛋	12.8	11.1	2.1	337	0.11	0.49	47	3.2	531

6. 蛋类食物的合理食用

吃生鸡蛋或不熟的鸡蛋不仅消化率比熟鸡蛋低，而且对身体有很多不利影响：一方面生蛋清中含有抗生物素和抗胰蛋白酶，前者妨碍生物素的吸收，后者抑制胰蛋白酶的活力，但当蛋煮熟后，此两种酶即被破坏；另一方面，在显微镜下观察，鸡蛋外壳充满小孔，这些小孔比致病菌要大几十倍至几百倍，因此，鸡蛋随时都可能有病原体侵入，如果食用了重病原体感染的鸡蛋，人体就可能出现畏寒、发热、恶心、呕吐、腹痛、腹泻等症状，所以蛋必须煮熟后吃，以免生病。

煎鸡蛋和烤鸡蛋中的维生素 B$_1$、维生素 B$_2$ 损失率分别为 15% 和 20%，而叶酸损失可高达 65%，但煮鸡蛋几乎不引起维生素的损失。

鲜蛋气室较小，但随着储存时间的加长，水分缓慢蒸发，当气室逐渐增大到 1/3 时，即有变质可能。变质的蛋带有恶臭味，若霉菌侵入蛋内，在适宜条件下可形成黑斑，称黑斑蛋。腐败变质的蛋不能食用，应予以销毁。鲜蛋储存在温度为 1~3℃，相对湿度者 85% 的冷藏库内可保存 5 个月。各类禽蛋及蛋制品的营养成分大致相当，但也存在一些细微差异。

三、乳及乳制品

(一) 乳

奶类是由水、乳糖、水溶性盐类维生素、蛋白质等构成的多级分散体系的乳胶体。它是营养成分齐全、组成比例适宜、容易消化吸收的理想的天然食物。所有哺乳动物生命的最初 1 个月，都完全依靠吸吮乳汁获取生长发育所必需的养分。奶类也是体弱、年老者和病人较理想的食物。

牛奶味温和，具有由低分子化合物（如丙酮、乙醛、二甲硫、短链脂肪酸和内酯）形成的特有香味。牛奶的各种成分除脂肪含量变动较大外，其他成分基本上是稳定的，但也受季节、奶牛品种、饲料、产乳期等因素的影响而发生变化。牛奶中含有大约 17% 的固形物，可以提供优质蛋白质、脂肪、乳糖、维生素 A、核黄素和钙等。

1. 蛋白质

牛奶中的蛋白质为优质蛋白质，平均含量为 3.0%，牛奶蛋白主要有 80% ~ 82%的酪蛋白、11.5%的乳清蛋白和 3.3%的乳球蛋白。奶蛋白的消化吸收率为 85% ~ 89%，生物价为 85，均高于一般畜禽肉，属优质蛋白。牛奶中还含有谷类食物的限制性氨基酸，可作为谷类食物的互补食品。

2. 脂肪

牛奶脂肪含量为 3.5% ~ 4.5%，以微粒状的脂肪球分散在乳浆中，熔点低于体温，吸收率达 95%。乳脂肪中脂肪酸种类远多于其他动植物脂肪酸，达 20 种以上。一些短链脂肪酸（如丁酸、己酸、辛酸）含量较高，是牛奶的呈味物质并易于消化。低级饱和脂肪酸（如油酸）占 30%，亚油酸和亚麻酸分别占 5.3%和 21%，此外还有少量的卵磷脂、胆固醇等。牛奶中胆固醇含量很低，每 100 克中仅含胆固醇 13 毫克，属于低胆固醇食品。

3. 碳水化合物

牛奶中碳水化合物主要为乳糖，还有少量葡萄糖、果糖和半乳糖。乳糖是哺乳动物乳汁中特有的糖类，在牛奶中含量为 4.5% ~ 5%，人体肠道中乳糖酶可以分解乳糖为葡萄糖和半乳糖供人体吸收利用。

乳糖有调节胃酸、促进胃肠蠕动和消化液分泌的作用，还能促进钙的吸收和帮助肠道乳酸杆菌繁殖，抑制腐败菌的生长。但牛奶中乳糖的含量比人乳少，因此，用牛乳喂养婴儿时除调整蛋白质含量和构成外，还应注意适当增加甜度。

有些成人摄入大量牛奶及奶制品后会出现胀气、腹泻现象，主要是因为消化道内乳糖酶的活性和含量降低，奶中的乳糖不能被最终分解成单糖，而是被肠道细菌分解转化为乳酸，出现上述症状称为"乳糖不耐症"。为避免发生乳糖不耐症，可选择喝酸奶。

4. 矿物质

牛乳中矿物质种类很多，含量为 0.7% ~ 0.75%，尤以钙、磷、钾含量高。例如，100 毫升牛奶中含钙 110 毫克，约为人乳的 3 倍，含磷约为人乳的 6 倍，钙磷比例比较合理，消化吸收率较高，是钙和磷的良好来源。此外，牛乳中还含有铜、锰、铬等微量元素，是多种矿物质的重要食物来源。但牛奶中铁的含量低，用牛奶喂养婴儿时应注意铁的补充。

5. 维生素

乳中含有人体所需的各种维生素，其含量与季节、饲养条件及加工方式有关。例如，在饲料旺盛期，乳中维生素 A、胡萝卜素和维生素 C 的含量明显高于饲料匮乏期，日照时间长，乳中的维生素 D 含量也有增加。牛乳还是维生素 B_2、维生素 A、烟酸的重要来源。

（二）乳制品

乳制品主要包括液态奶、奶粉、炼乳、酸奶、干酪、乳饮料等。因加工工艺的不同，乳制品的营养成分及其营养价值有很大差异。

1. 液态奶

液态奶是由健康奶牛所产的鲜乳汁经有效的加热杀菌方法处理后，分装出售的饮用牛乳。根据国际乳业联合会的定义，液体奶（液态奶）是巴氏杀菌乳、灭菌乳和酸乳三类乳制品的总称。

巴氏杀菌乳又称新鲜乳，它是以新鲜生牛乳为原料，经过离心净乳、标准化、均质、杀菌和冷却，以液体状态灌装的乳品。灭菌乳指超高温灭菌的乳品，营养破坏严重，但操作方便。酸乳是一种经细菌发酵产酸而成的凝固产品，是一种具有一定健康功效又美味的发酵乳制品。

2. 奶粉

鲜奶经脱水干燥后制成的粉状物称为奶粉。根据食用的目的，奶粉可分为全脂奶粉、脱脂奶粉和调制奶粉等。

（1）全脂奶粉。全脂奶粉是将鲜奶浓缩除去 70%～80% 水分后，经喷雾干燥或热滚筒法脱水制成。每 1 克奶粉相当于 7 克原料乳，脂肪含量不低于 26.0%。喷雾干燥法制成的奶粉粉粒小，溶解度高，无异味，营养成分损失少，营养价值较高。

（2）脱脂奶粉。脱脂奶粉是将鲜奶脱去脂肪，再经喷雾干燥或热滚筒法脱水制成的奶粉。脂肪含量为 1.3%，脂溶性维生素损失较多，可供腹泻婴儿及需要少油膳食的患者食用。

（3）调制奶粉。调制奶粉（母乳化奶粉）是以鲜奶为基础，参照人乳组成的模式和特点，对鲜奶进行调整和改善，使其更适合婴幼儿的生理特点和需要的奶粉。配料主要是减少鲜奶中酪蛋白、甘油三酯、钙、磷和钠的含量，添加乳清蛋白、亚油酸和乳糖、强化维生素和矿物质等。

3. 炼乳

炼乳为浓缩奶的一种，分为淡炼乳和甜炼乳。

淡炼乳是新鲜奶在低温真空条件下浓缩，除去约 2/3 水分，灭菌而成。因受加工的影响，维生素受到一定程度破坏，因此对常用维生素加以强化，按适当比例稀释后，营养价值与鲜奶相同，适合婴儿和对鲜奶过敏者食用。

甜炼乳是在鲜奶中加15%蔗糖后浓缩制成。糖含量达45%，利用其渗透压的作用抑制微生物的繁殖。因糖分过高，需经大量水冲淡，营养成分相对下降，不宜供婴儿食用。

4. 酸奶

酸奶是以鲜牛奶或奶粉为原料，经过预处理，然后接种入纯培养的保加利亚乳杆菌和嗜热链球菌作为发酵剂，并保温一定时间，因产生乳酸而使酪蛋白凝结的成品。

牛奶经发酵后游离氨基酸和肽增加，更易消化、吸收；乳糖减少，使乳糖酶活性低的成人易于接受；维生素含量与鲜奶相似，但叶酸含量增加1倍；酸度增加，利于维生素保护。乳酸菌进入肠道可抑制一些腐败菌的生长，调整肠道菌，防止腐败胺类对人体的不良作用。

5. 干酪

干酪也称奶酪，为一种营养价值很高的发酵乳制品，是在原料乳中加入适量的乳酸菌发酵剂或凝乳酶，使蛋白质发生凝固，并加盐、压榨排出乳清之后的产品。奶酪的品种超过2000种，著名品种有400多种。

奶酪是具有极高营养价值的乳制品，每千克奶酪制品由10千克牛奶浓缩而成，所以其营养价值要比牛奶高。

奶酪的营养价值为：每100克奶酪含能量1372千焦，蛋白质27.5克，脂肪23.5克，碳水化合物3.5克，维生素A152微克，硫胺素0.06毫克，核黄素0.9毫克，烟酸0.62毫克，维生素E0.6毫克，胆固醇11毫克，钙799毫克，铁24毫克，锌6.97毫克。

6. 乳饮料

乳饮料、乳酸饮料和乳酸菌饮料均为蛋白质含量不小于1.0%的含乳饮料，配料为水、糖或甜味剂、果汁、有机酸、香精等。乳酸饮料中不含活乳酸菌，但添加有乳酸使其具有一定的酸味；乳酸菌饮料中应含有活乳酸菌，为发酵乳加酸和其他成分配制而成。

总的来说，乳饮料的营养价值低于液态奶类产品，蛋白质含量仅为牛乳的1/3，不宜作为儿童营养食品食用，但因其风味多样、味甜可口，故为儿童和青少年所喜爱。

（三）乳类及其制品的合理食用

1. 鲜奶

鲜奶水分含量高，营养素种类齐全，十分有利于微生物生长繁殖，因此必须经严格消毒灭菌后才可食用。消毒方法常用煮沸法和巴氏消毒法。煮沸法是将奶直接煮沸，达到消毒目的，多在家庭使用，营养成分有一定损失。巴氏消毒常用两种方法，即低温长时（63℃，加热30分钟）和高温短时（90℃，加热1秒）。巴氏消毒对奶的组成和性质均无明显影响，但维生素C损失20%～25%。

2. 牛初乳

母牛分娩一周内的牛乳称为初乳，其黏度大，有异味和苦味，乳清蛋白含量高、乳糖低、矿物质含量高，含较多初生牛犊所需的各种免疫球蛋白。此后牛乳牛免疫球蛋白下降，乳糖含量上升到常态。泌乳期即将结束时分泌乳质量变劣。初乳和泌乳结束期乳不适宜作为加工原料。患病乳牛所产乳不应用于加工和销售。

第三节　其他食物的营养价值

一、油脂的营养价值

食用油脂包括动物脂肪和植物油。动物脂肪包括动物体脂、乳脂和鱼类脂肪；植物油有豆油、花生油、菜籽油、芝麻油、玉米油、葵花籽油、橄榄油、棕榈油、核桃油等。

植物油含有较多不饱和脂肪酸和维生素E，动物的储存脂肪中几乎不含维生素，但动物肝脏中的脂肪和奶油中含有较丰富的脂溶性维生素，如维生素A和维生素D。

动物油脂中含饱和脂肪酸和胆固醇较多，食用过多会导致血液中胆固醇水平升高。植物油中的亚油酸等不饱和脂肪酸能使肝内胆固醇分解为胆酸并促使其排泄，从而降低血浆中胆固醇的含量，可预防血管硬化症和冠心病的发生。

由于植物油脂中脂溶性维生素含量较低，因此不能忽视动物性油脂的营养价值，特别是已经产生脂溶性维生素缺乏症的人，如皮肤粗糙、视力差、夜盲症等患者更要进食一定量的动物油脂。

（一）花生油

花生油属于优质食用油，每100克花生油中含脂肪99.9克（不饱和脂肪酸

82. 2 克)、维生素 E51. 63 毫克,适宜冠心病、高血脂和高血压患者食用。

(二) 豆油

豆油较其他油脂的营养价值更高,每 100 克豆油中含有脂肪 99. 9 克、胡萝卜素 0. 52 毫克、维生素 E137. 19 毫克。中医认为豆油性味甘辛温,能驱虫润肠,常用于肠道梗阻、大便秘结等症的治疗。

(三) 菜籽油

菜籽油又称菜油,是从菜籽中榨出来的油。菜籽油所含脂肪酸大部分为不饱和脂肪酸,另外菜籽油中还含有维生素 E,对高血脂病人有着良好的保健作用。

(四) 芝麻油

芝麻油是芝麻的种子榨取的油。中医认为芝麻油甘凉,能润燥通便、解毒生肌,常用于治疗肠燥、便秘、蛔虫积食、腹痛、疮肿溃疡、皮肤皲裂和熬制膏药等,是一种高级食用油。芝麻油有很强的抗氧化能力,因其含有天然的抗氧化剂——芝麻酚。它的不饱和脂肪酸中油酸为 38%、亚油酸为 46%,比花生油、菜籽油的含量都高。另外,芝麻油还含有棕榈酸、芝麻素、维生素 E 等,对心血管病患者非常有益。

(五) 色拉油

色拉油即生拌油,是将菜籽油、大豆油、花生油等混合,运用脱胶、脱酸、脱蜡、脱色、脱臭等工艺后制成。其油质清澄透明、色泽浅淡,入锅中加热不变色、不变焦、无油烟,使菜肴鲜亮有美感,且风味淡雅。我国市场上的色拉油大多数以菜籽油为原料精制而成,也有一部分是以大豆油为原料。色拉油在加工时已在高温、真空条件下除去了产生油烟的成分,也除去了异味。一般来说,大豆色拉油比菜籽色拉油的营养价值高,尤其适合中老年人食用。

(六) 猪油

猪油是从猪的脂肪组织 (如板油、肠油、皮下脂肪层的肥膘) 中提炼出来的动物性油脂,其中从板油熬炼出来的猪油质量最好。猪油在液态时透明清澈,在 10℃以下呈白色膏状,具有清香味道。每 100 克猪油中含脂肪 88. 8 克、胆固醇 85 毫克、维生素 B20. 01 毫克、尼克酸 0. 1 毫克。猪油的熔点比羊油、牛油都低,易被人体吸收。

猪油中的胆固醇和花生四烯酸等特殊物质在植物油中是不存在的,这些物质是人脑和神经细胞的重要成分。

二、调味品及其营养价值

（一）食盐

食盐的主要成分是氯化钠，没有精制的粗盐还带有少量碘、镁、钙、钾等，海盐含碘较多，精盐是比较纯的氯化钠。

（二）酱油

酱油是由脱脂大豆（或豆饼）或小麦（麦麸）经酿造制成的。经过酿造发酵，酱油味道鲜美，具有香味，在烹调中可增加食物香味，有利于促进食欲，是我国膳食烹调中很重要的调味品。为了防止酱油腐坏，通常使盐量约为18%，故酱油也是人体钠的一个来源。酱油含少量的蛋白质、碳水化合物、维生素 B_1 及其他矿物质。

（三）食醋

食醋是由粮食（淀粉）或酒糟经醋酸酵母菌发酵制成的，含有3%~4%的醋酸，有调味、促进食欲的作用。食醋用于烹调排骨、鱼，有助于骨中的钙、磷溶解，增加其吸收、利用。另外，食醋有去鱼虾腥味的作用，造成鱼虾腥臭的胺化物具有弱碱性，醋酸能中和它，使腥臭味减少。

（四）酒

所有的酒都是由制酒原料中的碳水化合物经过酿造发酵而成的。酒中含有酒精和糖，在人体中可产生能量，每克酒精产生29千焦能量。

一般白酒是将发酵形成的酒酿再经过蒸馏而成，故含酒精量比较高。酒精浓度达到40%~60%的白酒属于烈性酒。发酵酒，如黄酒（又名料酒、绍兴酒）、葡萄酒、啤酒、水果酒等含酒精量比较低，在百分之十几以下，其中啤酒含酒精更少，为3%~5%。烹调中常用黄酒去腥除膻。由于造成鱼虾腥味的三甲胺能溶解在酒精中，加热烹调时，腥味会随酒精一起蒸发而消失。

（五）食糖

日常用的食糖多为蔗糖，由甘蔗或甜萝卜制成。食糖是纯碳水化合物，其中白砂糖含碳水化合物达99%，只供能量，缺乏其他营养素；红糖没有经过精炼，含碳水化合物约94%，含有铁、铬及少量其他矿物质。

（六）蜂蜜

蜂蜜含80%左右的碳水化合物，主要是果糖及葡萄糖，易于吸收和利用。果糖使蜂蜜的味较甜。蜂蜜除含有糖外，还含有少量矿物质（如钙、钾、铁、铜、锰）及少量维生素（如维生素 B_2、叶酸、维生素 C）。此外，蜂蜜含有多种酶，有促进人体代谢的作用。蜂蜜还有润肠的功能。

（七）味精

味精是谷氨酸钠盐。我国生产的味精以淀粉为原料，经微生物发酵合成谷氨酸。味精在烹调中可增加菜肴的美味，因而有促进食欲的作用。炒菜及做汤加入味精宜在起锅前，并注意防止加热时间太久、温度过高，否则易使味精变质。

三、酒类的营养价值

我国酒类根据制造方法的不同可以分为三类，即发酵酒、蒸馏酒和配制酒。酒对人体产生作用的主要成分是乙醇，少量乙醇可兴奋神经中枢，促进血液循环和增强物质代谢；过量饮酒对人体有害，严重的可造成酒精中毒致死。孕妇、儿童不宜饮酒。

蒸馏酒以白酒居多。白酒种类很多，风味各异，乙醇含量为 20%～60%。白酒的香味成分非常复杂，一般由醇、酯、醛类物质组成，起呈香作用。白酒具有高能量的营养特点，少量饮用具有刺激食欲、补充能量、舒筋活血的功效，过量饮用会对身体健康造成危害。

啤酒属发酵酒，是世界上饮用最广、消费量最多的酒。啤酒营养丰富，除含有乙醇和二氧化碳外，还含有果糖、麦芽糖和糊精等碳水化合物，以及无机盐如钙、磷、钾、镁、锌等，素有"液体面包"的美誉。

啤酒在发酵过程中会产生多种氨基酸、脂肪酸以及醇、醛、酮类物质，构成独特的风味。优质啤酒在一定程度上会刺激胃液分泌、促进消化和利尿。适量饮用啤酒对预防肾脏病、高血压、心脏病有一定的作用。

葡萄酒是最有代表性的一种果酒。其香味成分主要来自丙醇、异戊醇和乳酸乙酯。其营养成分有酒精、有机酸、挥发酯、多酚及单宁物质，含有丰富的氨基酸、糖、多种维生素，还有钾、钙、镁、铜、锌、铁等无机盐。经常饮用葡萄酒，不仅能为人体提供多种营养素和能量，还有预防肝病和心脏病、抗衰老、美容养颜的作用。

黄酒是中国最古老的饮用酒，具有独特的风味和很高的营养价值。黄酒含有糖类、糊精、有机酸、维生素等营养物质，氨基酸含量居各种酿造酒之首。我国传统中医学常将黄酒用做药引，具有很好的补益增效作用。

四、茶饮料的营养价值

茶树采摘下来的嫩芽，经不同的制茶方法可制作成各类茶饮品。我国是茶叶的故乡，是世界上茶类最齐全、品种最丰富的国家。目前茶叶分类尚未有统一的方法，按照不同的标准有不同的分类方法，以制法和品质为基础，以茶多酚氧化程度为序把可初制茶叶分为绿茶、黄茶、黑茶、青茶、白茶、红茶等六大茶类。

茶叶中化学成分种类繁多、组成复杂，研究表明，茶叶的化学成分有 500 种之多，其中有机化合物达 450 种以上，无机化合物约有 30 种。茶叶中的化学成分归纳起来可分为水分和干物质两大部分。干物质一般占鲜叶重的 22%~25%，包括有机质和矿物质，有机质占 93% 以上。

（一）茶的营养成分

1. 水分

水分是茶树生命活动中必不可少的成分，是制茶过程一系列化学变化的重要介质。制茶过程中茶叶色香味的变化就是伴随着水分变化而变化的。因此，在制茶时常将水分的变化作为控制品质的重要生化指标。

2. 蛋白质与氨基酸

茶叶中的蛋白质含量占干物质总量的 20%~30%，氨基酸含量占干物质总量的 1%~4%。茶叶中的氨基酸有茶氨酸、谷氨酸等 20 多种，其中茶氨酸含量约占氨基酸总量 50% 以上。氨基酸尤其是茶氨酸是形成茶叶香气和鲜爽度的重要成分。

3. 生物碱

茶叶中的生物碱包括咖啡因、可可碱和茶碱，其中以咖啡因的含量最多，占干物质的 2%~5%，是形成茶叶滋味的重要物质，其他含量甚微，所以茶叶中的生物碱含量常用咖啡因的含量为代表。咖啡因对人体有多种药理功效，如提神、利尿、促进血液循环、助消化等。

4. 茶多酚

茶多酚是茶叶中 30 多种多酚类物质的总称，包括儿茶素、黄酮类、花青素和酚酸四大类物质。茶多酚的含量占干物质总量的 20%~35%。而在茶多酚总量中，儿茶素约占 70%，它是决定茶叶色、香、味的重要成分，其氧化聚合产物茶黄素、茶红素等，对红茶汤色的红艳度和滋味有决定性作用。黄酮类物质是形成绿茶汤色的主要物质之一。花青素呈苦味，花青素过多会降低茶叶的品质，影响红茶汤色的红艳度，会造成绿茶滋味苦涩。

5. 糖类

茶叶中的糖类包括单糖、双糖和多糖三类，占干物质总量的 20%~25%。单糖和双糖易溶于水，含量为 0.8%~4%，是组成茶叶滋味的物质之一。茶叶中的多糖是衡量茶叶老嫩度的重要成分。茶叶中的水溶性果胶是形成茶汤厚度和外形光泽度的主要成分之一。

6. 有机酸

茶叶中的有机酸是香气的主要成分之一，现已发现茶叶香气成分中有机酸的种类达 25 种，有些有机酸本身虽无香气，但经氧化后转化为香气成分，如亚油酸等；有些有机酸是香气成分的良好吸附剂，如棕榈酸等。

7. 脂类

茶叶中的类脂类物质包括脂肪、磷脂、甘油酯、糖脂和硫酯等，含量占干物质总量的 8%左右，对形成茶叶香气有着积极作用。

8. 色素

茶叶中的色素包括脂溶性色素和水溶性色素两部分，含量仅占茶叶干物质总量的 1%左右。脂溶性色素不溶于水，有叶绿素、叶黄素、胡萝卜素等；水溶性色素有黄酮类物质、花青素及茶多酚氧化产物。绿茶、红茶、黄茶、白茶、乌龙茶、黑茶六大茶类的色泽均与茶叶中色素的含量、组成、转化密切相关。

9. 芳香物质

茶叶中的芳香物质是茶叶中挥发性物质的总称。通常茶叶含有的香气成分化合物达 300 余种（绿茶 100 种以上，红茶 300 种以上）。鲜叶中的芳香物质以醇类为主，低沸点的青叶醇具有强烈的青草气，高沸点的沉香醇、苯乙醇等具有清香、花香等特性。成品绿茶的芳香物质以醇类和吡嗪类的香气成分含量较多，红茶香气成分以醇类、醛类、酮类、酯类等香气化合物为主，它们多是在烘炒过程中或加工过程中氧化而成的。

10. 维生素

茶叶中含有丰富的维生素，其含量占干物质总量的 0.6%~1%。其中脂溶性维生素以维生素 A 含量较多，但由于其不溶于水，饮茶时不能被直接吸收利用，水溶性维生素以维生素 C 含量最多，一般每 100 克高级绿茶中含量可达 250 毫克左右，最高的可达 500 毫克以上。

除以上化学成分外，茶叶中还含有丰富的酶类和无机化合物。茶叶加工就是利用酶的特性，钝化或激发酶的活性而获得各类茶特有的色香味。茶叶中的无机化合物占干物质总量的 3.5%～7.0%，其中水溶性和不溶性成分分别占 2%～4% 和 1.5%～3%。

(二) 茶的营养功能

1. 补充人体需要的多种维生素

茶叶中含有多种维生素，经常喝茶是补充水溶性维生素的好办法，每人每日只要喝 10 克左右的高档绿茶，就能满足人体对维生素 C 的日需要量。

2. 补充人体需要的蛋白质和氨基酸

茶叶中能被直接吸收利用的水溶性蛋白质含量约为 2%，茶叶中的氨基酸丰富，多达 20 多种，其中异亮氨酸、苏氨酸、赖氨酸等是人体必需氨基酸，可作为人体日需要量的补充来源。

3. 补充人体需要的矿物质元素

茶叶中含有人体所需的大量矿物质，每克绿茶中平均含锌量达 73 微克，高的可达 252 微克。茶中铁的平均含量为 123 微克/克。

(三) 茶的保健功能

茶不仅具有提神清心、清热解暑、消食化痰、去腻减肥、解毒醒酒、生津止渴、降火明目等功能，还对现代疾病，如辐射病、心脑血管病、癌症等疾病有疗效。茶叶具有药理作用的主要成分是茶多酚、咖啡因、脂多糖等。

1. 延缓衰老，抑制心血管疾病和预防癌症

茶多酚具有很强的抗氧化性和生理活性，是人体自由基的清除剂，其抗衰老效果比维生素 E 强 18 倍。茶多酚可降低血液黏稠度，抑制动脉粥样硬化，阻断亚硝胺的形成，并且有直接杀伤癌细胞和提高机体免疫能力的功效。

2. 预防和治疗辐射损伤，抑制和抵抗病原菌

根据临床试验，用茶叶提取物对肿瘤患者的轻度放射病和白细胞减少症状疗效明显。茶多酚有较强的收敛作用，对病原菌、病毒有明显的抑制和杀灭作用，对消炎止泻有明显效果。

3. 醒脑提神，利尿解乏

茶叶中的咖啡因能增强大脑皮层的兴奋过程，起到提神益思、清心的效果；咖啡因还可以刺激肾脏，促使尿液迅速排出体外。

4. 美容减肥，护齿明目

茶多酚具有消毒、灭菌、抗皮肤老化，减少日光中的紫外线辐射对皮肤的损伤等功效。喝茶还可增强分解脂肪的能力，有助于减肥。此外，经常饮茶对消除眼疾、护眼明目、降低龋齿发病率都有积极显著的作用。

第四节　食品营养价值的影响因素

一、加工对食品营养价值的影响

（一）加工对谷类食品营养价值的影响

谷类加工后有利于食用和消化吸收。但由于蛋白质、脂肪、矿物质和维生素主要存在于谷粒表层和胚芽中，因此加工精度越高，营养素损失越大，尤以 B 族维生素损失显著。随着人民生活水平的提高，对精白米、面的需求量日益增加。从米、面营养素角度考虑，为保留米、面中各种营养成分，其加工精度不宜过高。

谷类加工粗糙时虽然出粉出米率高，营养素损失小，但是感官性状差而且消化吸收率也相应降低；并且植酸和纤维素含量较多还会影响其他营养素的吸收，所以，应当根据我国居民膳食结构及饮食特点，制定相应的强化措施，以保证人们的健康。

谷类加工的原则是：既要改善谷类的感官性状，提高其消化吸收率，又要最大限度地保留其营养成分。应改良谷类加工工艺，对米、面进行营养素强化，并倡导粗细粮混食等方法。

（二）加工对豆类食品营养价值的影响

传统的豆制品是以大豆为原料加工制成的各类食品，分为发酵豆制品（如腐乳、臭豆腐、豆豉等）及不发酵豆制品（如豆腐、豆腐干、豆浆、豆芽等）。

发酵豆制品的生产经过生物发酵过程，使不同的物质进行分解，产生人体所需的多种营养物质，有助于人体的消化吸收。非发酵豆制品在加工过程中一般要经过浸泡、磨碎、加热等处理，使人体对蛋白质的消化率由加工前的 65% 提高到 90% 以上。

在发酵豆制品中，微生物对某些蛋白质有预消化作用，且氨基酸和维生素 B_2、维生素 B_{12} 含量都有所增加，营养价值更高。

豆芽在发芽过程中分解成氨基酸或多肽，同时抗胰蛋白酶因子被破坏，可提高蛋白质的生物利用率。维生素 C 的含量在发芽前几乎为零，发芽后每 100 克可达 6~8 毫克，可作为抗坏血酸的来源。

（三）加工对蔬菜营养价值的影响

日常膳食中的蔬菜以新鲜蔬菜为主，但是仍有少量蔬菜用来腌制、干制、速冻和罐藏。

蔬菜在脱水过程中维生素 C 有部分损失，损失程度因干制方法的不同而异。

蔬菜腌制前往往要经过反复的洗、晒或热烫，其水溶性维生素和矿物质损失严重。因此，腌制蔬菜不是维生素 C 的好来源。速冻蔬菜经过清洗—热烫—包冰衣—装袋—深冻多步处理后，水溶性维生素有一定损失，但胡萝卜素损失不大。

罐藏蔬菜经过热烫、热排气、灭菌等工艺后，水溶性维生素和矿物质可能受热降解和随水流失。蔬菜的 pH 值比水果高，酸性较低，维生素 C 的加工稳定性较差。

蔬菜汁是混浊汁，通常由多种蔬菜调配而成，包含了蔬菜中的主要营养成分，营养价值较高，但是它除去了蔬菜中的大部分膳食纤维。

（四）加工对水果营养价值的影响

水果经过加工主要损失维生素 C，胡萝卜素损失不大。水果罐头、果酱、果脯、果汁、果糕等的维生素 C 保存率与原料特点、加工工艺水平和储藏条件有很大关系。

果酱和果脯加工中需要加大量蔗糖长时间熬煮或浸渍，一般含糖量可达 50%~70%，因此，大量消费此类产品可能带来精制糖摄入过量的问题。

水果干制可导致 10%~50% 的维生素 C 损失，在酸性条件下损失少，其中的矿物质得到浓缩。例如，杏干、葡萄干、干枣等均为多种矿物质的良好来源。

水果可以加工成多种果酒，果酒中的酒精浓度低，并含有较丰富的糖类、氨基酸、矿物质和维生素，含有水果中有益健康的一些有机酸类、多酚类物质和风味物质等。

（五）加工对畜、禽、鱼类食品营养价值的影响

动物性食品加工的第一步往往是整形和腌制。腌制中使用的发色剂亚硝酸盐具有氧化性，使维生素 C 和维生素 E 损失，然而这两种营养素并非肉类的重要营养素。腌制中添加维生素 C 可以促进发色，并减少亚硝酸盐在肉类制品中的

残留。

畜、禽、鱼类可加工成罐头、烟熏、腌卤以及干制品等，除煎炸或烧烤处理之外，加工过程对蛋白质影响不大，但高温主要损失维生素 B_1、维生素 B_2 和尼克酸等水溶性维生素。

（六）加工对蛋类营养价值的影响

鲜蛋可加工成松花蛋、咸蛋、糟蛋等，其中松花蛋内的 B 族维生素几乎全部被破坏，松花蛋和咸蛋内的矿物质含量会增加，尤其是糟蛋内钙含量明显增加，是鲜蛋的 40 倍。

制作松花蛋需要加入氢氧化钠等碱性物质，而且传统的松花蛋腌制中要加入黄丹粉，即氧化铅，使产品的铅含量提高。

制作蛋粉对蛋白质的利用率无影响，但是如果在室温下储藏 9 个月，蛋粉中的维生素 A 可损失 75% 以上，维生素 B_1 有 45% 左右的损失，其他维生素基本稳定。

（七）加工对乳类营养价值的影响

乳制品是一类营养丰富的食品。总的来说，合理加工对蛋白质的影响不大，但是其中的维生素、矿物质等会产生不同程度的损失。

长时间的加热或高温储藏会导致羧氨反应，引起赖氨酸的损失。牛乳富含赖氨酸，消毒奶加工中赖氨酸的损失为 1%～10%，可以被忽略。在奶粉加工中约损失 20% 的赖氨酸。

乳酸发酵和酵母发酵等对食物的营养价值有益，可以降低食品内有害细菌繁殖的速度，增加某些 B 族维生素的含量，特别是植物性食品中不存在的维生素 B_{12}；提高食品的蛋白质含量、质量、消化吸收率，提高微量元素的生物利用率；乳酸菌还可调整肠道菌群平衡，抑制肠内的腐败细菌和致病菌，提高免疫系统功能。

常用脱水产品的蛋白质生物价值和风味与鲜奶差别不大，但水溶性维生素有20%～30% 受到破坏。

二、烹调对食品营养价值的影响

（一）烹调对谷类食品营养价值的影响

谷类烹调能将谷类中的淀粉糊化，使纤维素变软，有利于消化，但烹调过程也造成某些营养素的损失。例如淘米时，营养素损失程度与淘洗次数、浸泡时间、用水量和温度密切相关，搓洗次数越多，淘米水温越高，浸泡时间越长，营养素损失就越大。

加热使大量维生素（主要是 B 族）、无机盐、蛋白质、糖和脂肪等营养素溶于米汤中，所以米汤含有丰富的营养素，不应丢弃。

在制作面食时，不同烹调方法使 B 族维生素损失各不相同，蒸、烤、烙等使 B 族维生素损失较少，而高温油炸使 B 族维生素损失较大。

（二）烹调对豆类食品营养价值的影响

豆类食品营养丰富，但是本身含有的一些抗营养因素降低了大豆及其他豆类的生物利用率。如果烹调加工合理，可有效地去除这些抗营养因素。例如，喝未煮熟的豆浆会拉肚子，解决有效方法是常压蒸汽加热 30 分钟，或 1 千克压力蒸汽加热 15~20 分钟。

含有凝集素的豆类会引发进食者恶心、呕吐等，严重者甚至会引起死亡。在常压下蒸汽处理 1 小时或高压蒸汽处理 15 分钟可使之失活。大豆及其制品具有固有的豆腥味，在 95℃以上加热 10~15 分钟处理后可除去部分豆腥味。

（三）烹调对蔬菜、水果营养价值的影响

水果以生食为主，受烹调影响不大。蔬菜在烹调时最容易损失的是水溶性维生素，特别是维生素 C；矿物质损失也较多。烹调时洗涤方式、切碎程度、用水量、pH 值、加热温度及时间等都会影响营养素的损失。

正确的蔬菜清洗方法是先洗后切，或现炒现切，不能先切后洗或泡在水中，否则会流失大量维生素 C。另外旺火急炒、现吃现做和凉拌加醋的方法也可减少维生素的损失。

（四）烹调对畜、禽、鱼、蛋营养价值的影响

畜、禽、鱼类食品烹调时，蛋白质含量变化不大，且烹调更利于蛋白质消化吸收，但高温制作时 B 族维生素会损失。

动物性食品均需经过加热方可食用。加热灭菌对蛋白质的影响不大，但是在烧烤和煎炸时，温度高于 200℃可能引起氨基酸的交联、脱硫、脱氨基等变化，使生物价值降低。温度过高时蛋白质焦煳，会产生有毒物质，并失去营养价值。急炒方式可以保存较多的 B 族维生素；炖煮处理可使原料中的 B 族维生素溶入汤汁中，但并未受到破坏。肝脏烹调后维生素 A 会受到一定损失。如果加醋烹调连骨肉，可以将畜骨中的钙溶出一部分；不加醋常温炖煮 2 小时后，汤中溶解的钙数量极少。

各种烹调加工措施对于蛋类的营养价值影响不一。鸡蛋经蒸、煮、炒之后，其蛋白质的消化吸收率均在 95%以上。煎蛋和烤蛋中维生素 B_1、维生素 B_2 的损失分别为 15%和 20%，而叶酸损失最大，达 65%。煎得过焦的鸡蛋蛋白质消化

率略微降低，维生素损失较大。煮鸡蛋几乎不会造成维生素 B_2 的损失。

三、存储对食品营养价值的影响

(一) 存储对谷类食品营养价值的影响

由于谷类食物通常含水量很低，故较耐储藏。在避光、通风、干燥和阴凉的环境下储藏，其蛋白质、维生素、矿物质含量变化不大。但是当储藏条件改变，如相对湿度增大或温度升高时，谷类中的酶活性变大，呼吸作用增强，会促进霉菌的生长，引起蛋白质、脂肪、碳水化合物分解产物堆积，发生霉变，使谷类的营养价值降低，甚至引起食物中毒现象。

(二) 存储对蔬菜、水果营养价值的影响

蔬菜、水果在采收后仍会不断发生各种变化，如呼吸、发芽、后熟、老化等。当储藏条件不当时，蔬菜、水果的鲜度和品质会发生改变，使其食用价值和营养价值降低。

蔬菜和水果采收后仍然是有生命的生物体，还要进行呼吸和蒸腾，细胞中的各种酶仍具有活性。

许多蔬菜、水果是在维生素 C 含量达到最高之前采收的，以获得最长的"货架寿命"，便于储藏和运输。在蔬菜到达市场之后，常常要在货架上停留数小时甚至更长时间，此后在家庭的冰箱中还可能会停留一段时间。在这段时间中，营养素含量可能发生较显著的变化。

萎蔫和高温会促进维生素 C 的损失。绿叶蔬菜在室温下 24 小时后，不仅维生素的含量显著下降，而且亚硝酸盐含量上升迅猛。温度越高，变化越快。

需要短时间储藏蔬菜时，不宜放在室温下，以 0~4℃ 为好，而且应注意放在袋中，防止水分散失。酸性的水果在常温储藏中维生素 C 的保存率较高，如柑橘类水果。蔬菜在 -18℃ 以下冷藏 3 个月，营养素含量的变化不大。在 -18℃ 以上储藏则会发生劣变。-5℃ 储藏时，维生素 C 的降解速度甚至高于在 4℃ 下储藏时。

水果和蔬菜罐头中的维生素保存率随储藏温度升高和储藏时间延长而降低。干制蔬菜容易受到氧化的影响，因此应当在真空包装中保存，并降低储藏温度。

蔬菜不宜长时间保存。长时间保存的蔬菜一方面维生素容易损失，如菠菜在 20℃ 时放置一天，维生素 C 损失就会达到 84%，而低温保存 (5~7℃) 维生素损失会少一些；另一方面，长时间保存的蔬菜尤其是白菜中含有大量的硝酸盐，腐烂后经细菌作用，可转变成亚硝酸盐。亚硝酸盐不仅能使血液中的低铁血红蛋白变成高铁血红蛋白，使血液失去载氧能力而引起食物中毒，同时还能与胺形成致癌物亚硝胺。

(三) 存储对动物性食品营养价值的影响

畜、禽、鱼、蛋等动物性食品常采用低温储藏，分为冷藏法和冷冻法。肉类在冷冻储藏中会发生蛋白质变性、变色、干缩、汁液流失及脂肪氧化等现象，从而降低食品的营养价值，因此，在储藏中应采取相应措施以保持食品的鲜度和营养价值。

在罐藏加工时，靠近罐头表面的部分受热时间较长，其维生素 B_1 损失比中心部分大，杀菌温度高而时间长时，可能发生羧氨褐变反应和蛋白质的交联作用，导致蛋白质生物价的下降。室温下长期储藏的罐头肉制品也可能导致赖氨酸含量降低、胱氨酸和蛋氨酸等含硫氨基酸降低等损失。含硫氨基酸可能与罐头壁中的金属发生反应，生成硫化铁、硫化锌等产物。

在带骨肉罐头和鱼罐头中，由于长时间的加热使骨头酥软，其中的矿物质溶入汤汁中，可增加钙、磷、锌等元素的含量。加醋烹调后溶解量更高。

肉类食品的储藏温度应在-18℃以下。时间过长或温度不够低会导致蛋白质分解、脂肪氧化、B 族维生素损失等问题。罐藏肉制品在常温（20℃）下储藏 2年后，其蛋白质损失不大，但 B 族维生素损失约为 50%。但是如果在 0℃ 存放，损失在 10% 以下。

在 0℃ 下保存鸡蛋对维生素 A、维生素 D、维生素 B_1 无明显影响，但维生素 B_2、尼克酸和叶酸分别有 14%、17% 和 16% 的损失。

鲜牛乳中含有溶菌酶等抑菌物质，在 24 小时左右的时间内能够防止维生素的大量繁殖。但是，由于牛乳营养丰富，在抑菌物质消耗完后，微生物的繁殖很快。因此，鲜牛乳必须储藏在 4℃ 以下的环境中，并应尽快食用完。

牛乳是维生素 B_2 的良好来源，但见光后容易损失。透明玻璃瓶装牛乳在日光下暴晒 3 小时，其中的维生素 B_2 损失可达 90% 以上。维生素 C 在日光下暴露12 小时后，含量可从 12 毫克/升降低到 6 毫克/升。因此，牛乳应用不透明的容器盛装，并存放在避光处。

浓缩或干燥后的乳制品含有高浓度的蛋白质、糖类和脂类，在不当保存条件下容易发生褐变而使赖氨酸等氨基酸受到损失，也容易发生脂肪氧化而影响脂溶性维生素的稳定，因此，脱脂奶粉比全脂奶粉的保存期长。为避免脂肪氧化和褐变，牛乳粉宜储藏在阴凉处，并应用隔氧、避光包装。乳酪应储藏于 4℃ 以下的环境中，黄油应储藏在 0℃ 以下的环境中。

谷类食品为我国居民提供日常膳食中 50% ~ 70% 的热能、55% 左右的蛋白质和 60% 以上的维生素 B_1。豆类是高蛋白、低脂肪、中等淀粉含量的食品，含有丰富的矿物质和维生素，尤其是蛋白质组成中较高的赖氨酸含量可以与谷物蛋白质互补。蔬菜和水果主要提供维生素 C、胡萝卜素、矿物质及膳食纤维，还提供

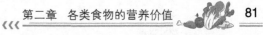

有机酸、芳香物质、色素以及具有食疗作用和保健作用的生理活性物质。畜、禽类食品是人类最主要的蛋白质来源，含有人体必需的多种氨基酸，营养价值高，属于优质蛋白质。蛋类是蛋白质、B 族维生素的良好来源，也是脂肪、维生素 A、维生素 D 和微量元素的较好来源。鱼类是高生物价蛋白质、脂肪和脂溶性维生素的良好来源。乳和乳制品是膳食中蛋白质、钙、磷、维生素的重要来源。

第三章

膳食的合理营养与配餐 <<<

第一节　膳食的合理营养

在现代生活中，人们的饮食观念随着生活水平的提高和饮食科学的发展而不断更新，对膳食的要求不再满足于吃饱、吃好，健康营养正逐渐成为人们餐饮消费的价值取向，在追求食物美味的同时，更注重食物的合理选择和搭配，以达到营养和健康的要求。

现代医学证明，人类各种疾病的发生，或多或少都与人体内元素平衡失调有关，如心血管病就与钾、镁、锌、硒的不足有关。所以，人体内元素的平衡，即营养平衡，是至关重要的。

一、合理营养

所谓合理营养是指依据基础营养理论，通过制定合理的膳食结构和膳食制度，以及科学的膳食加工烹调手段，为人们提供总能量和各种营养素充足且比例适宜、配合人体消化机能和感官需要、卫生安全的食物，以达到满足人体营养生理需要与膳食摄入的各种营养素之间的平衡，保持人体健康的目的。

合理营养首先就是要通过膳食调配合理掌握膳食中各种食物种类、数量、质量及比例，使食物中的营养素达到平衡，并通过科学的烹调加工来改善食品的营养、感官性状和卫生质量，避免烹调过程中营养素的损失或有害物质的形成，以满足人体生理和心理需要。其次，应建立合理的膳食结构和膳食制度。

平衡膳食是指符合营养供应量标准的多样化的膳食，它既能满足人体对各种营养素的需要，防止营养缺乏，又能避免因营养素摄入过量而引起的疾病，达到合理营养、促进健康的目的。合理营养是健康的物质基础，而平衡膳食又是合理营养的根本途径。膳食平衡主要通过合理的膳食结构、膳食制度，合理制定配餐，合理的加工烹调等环节来实现。

（一）合理的膳食结构

膳食结构一般是指膳食中包括的食物种类、数量、质量及其在膳食中所占的比重。合理的膳食结构应满足以下需求：

（1）供给人体所需的各种营养素。膳食里面的营养素应全面、比例合理、质量好、容易消化，保证人体维持各种正常的生理功能。

（2）各种营养素之间的比例要均衡。热能营养素达到一个合适的比例才能有益于人体健康，预防疾病的发生。一般认为，食物中三大热能营养素摄入量的合理比例为：碳水化合物占 60%～70%，脂肪占 20%～25%，蛋白质占 10%～15%。现在中国城市居民由脂肪产生的能量已经达到了 35.4%，这意味着城市居民发生心脑血管疾病的危险性大大增加。再如蛋白质来源中，优质蛋白要达到全部蛋白质的 30%～50%，八种必需氨基酸要占到全部氨基酸的 40%左右。

（3）食物应多样化。合理的营养来自合理的膳食，食物要多样化，以谷类为主；多吃蔬菜、水果和薯类；常吃乳类、豆类及其制品；经常吃适量鱼、禽、蛋、瘦肉，少吃肥肉和动物油；吃清淡少盐的膳食；吃清洁卫生、不变质的食物。只有这样才能有效地预防高血压、心脏病、脑血管疾病、糖尿病以及肿瘤等的发生。

（二）合理的膳食制度

所谓膳食制度是指把每天的食物定质、定量、定时地分配食用的习惯做法。在一天内的不同时间，人的生理状况不同，机体对能量和营养素的需要也不完全相同。因此，针对人们的生理状况、消化特点、不同生活工作及学习情况，合理安排一天的餐次，两餐间隔时间和每餐的数量和质量，拟订出适合不同个体生理需要的膳食制度是极为重要的。确定膳食制度应注意以下三个方面。

1. 每日餐次

目前我国人民的生活习惯一般是正常成人每日三餐，对于婴幼儿、某些疾病患者等特殊人群可适当调整。

2. 用餐时间

每日用餐时间应与每日作息时间相适应，做到三餐定时。进餐间隔时间不宜过长也不能太短，因为一般混合性膳食的胃排空时间为 4～5 小时，因此三餐间隔以 4～5 小时为宜。大多数人一天主要活动在上午，因而要特别注意吃早餐，不吃早餐会降低工作学习效率，还会损害身体健康。

3. 食物分配

各餐的食物数量分配应根据劳动和活动需要的生理状况安排，比较合理的能量分配应是午餐稍多，早餐和晚餐较少。通常早餐摄入的能量应占全天总能量的

25%~30%，午餐占40%，晚餐占30%~35%。

二、不同国家膳食结构

由于世界各国在自然环境条件、历史文化、经济发展水平、民俗生活和饮食习惯上的差异，各国、各地区、各民族人群的膳食结构也有明显的不同。从营养学角度，一般将不同国家居民的膳食结构归纳为四种。

（一）动植物食物平衡的膳食结构

以日本为代表的膳食结构中动物性和植物性食物比较均衡。膳食能量能满足人体需要又不至于过剩；蛋白质、脂肪、碳水化合物的功能比例合理；膳食纤维和铁、钙等较充足；动物脂肪不高，可避免营养缺乏和营养过剩；动物性食物中水产品占较大比重。此类膳食结构已成为世界各国的参考。

（二）动物性食物为主的膳食结构

以欧美发达地区为代表的膳食结构，属于营养过剩型的膳食，特点为"三高一低"，即高热能、高蛋白、高脂肪和低纤维。动物性食物及食糖摄入量大，谷物消费量少。营养过剩导致的相关疾病，如肥胖、高血压、糖尿病和肿瘤等，成为主要健康问题。

（三）植物性食物为主的膳食结构

不发达国家和地区居民的膳食结构以植物性食物为主、动物性食物为辅；膳食能量基本可满足人体需要；蛋白质、脂肪摄入量均低；铁、钙、维生素A摄入不足。营养缺乏病是主要营养问题。

（四）地中海式膳食结构

这是地中海地区居民特有的，膳食富含植物性食物，如蔬菜、水果、豆类、果仁等；食物加工程度低，新鲜度高；橄榄油是主要的食用油；每天食用适量的奶酪和酸奶；每周食用适量的鱼、禽、蛋；新鲜水果为每日餐后食品；牛肉、猪肉、羊肉每月食用几次；大部分成年人有饮葡萄酒的习惯。此种膳食结构的饱和脂肪酸低，尽管人均食用油摄入量比美、日等国居民都高得多，但心血管疾病发病率明显低。

我国居民传统膳食结构以植物性食物为主，动物性食物为辅，表现为高碳水化合物、高膳食纤维、低动物性食物的特点。南方居民多以大米为主食，北方居民多以小麦、玉米为主食；摄入谷类食物和蔬菜较多，因而膳食纤维丰富。但随着经济发展和居民生活水平的提高，我国部分居民的膳食结构已经呈现出高蛋白、高脂肪、高能量、低膳食纤维的特点。

三、我国居民平衡膳食宝塔

我国居民平衡膳食宝塔是根据《中国居民膳食指南》，结合我国居民的膳食习惯，提出的一个营养上比较理想的膳食模式。中国居民平衡膳食宝塔如图 3-1 所示。

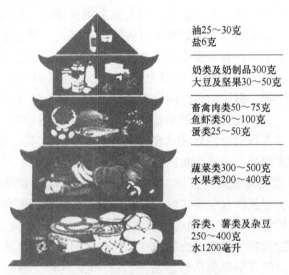

油25～30克
盐6克

奶类及奶制品300克
大豆及坚果30～50克

畜禽肉类50～75克
鱼虾类50～100克
蛋类25～50克

蔬菜类300～500克
水果类200～400克

谷类、薯类及杂豆
250～400克
水1200毫升

图 3-1　中国居民平衡膳食宝塔

（一）我国居民平衡膳食宝塔说明

我国居民平衡膳食宝塔共分五层，包含人们每天应吃的主要食物种类。宝塔各层位置和面积不同，这在一定程度上反映出各类食物在膳食中的地位和应占的比重。谷类、薯类及杂豆食物位居底层，每人每天应该吃 250~400 克；蔬菜和水果类占据第二层，每天应吃 300~500 克和 200~400 克；鱼、禽、肉、蛋等动物性食物位于第三层，每天应该吃蛋类 25~50 克，鱼虾类 50~100 克，畜禽肉 50~75 克；奶类及奶制品、大豆及坚果食物占第四层，每天应该吃 300 克和 30~50 克；第五层塔尖是油和盐，每天油摄入量 25~30 克，盐 6 克。

我国居民平衡膳食宝塔没有建议食糖的摄入量。因为我国居民现在平均吃食糖的量还不多，少吃些或适当多吃些可能对健康的影响不大。但多吃糖有增加龋齿的危险，尤其是儿童、青少年不应吃太多的糖和含糖食品。

我国居民平衡膳食宝塔建议的各类食物的摄入量一般是指食物的生重。各类食物的组成是根据全国营养调查中居民膳食的实际情况计算的，所以每一类食物的质量不是指某一种具体食物的质量。

（1）谷类。谷类是面粉、大米、玉米粉、小麦、高粱等的总和。它们是膳食中能量的主要来源，在农村中也往往是膳食中蛋白质的主要来源。多种谷类掺食比单食一种好，特别是以玉米或高粱为主要食物时，更应当搭配一些其他的谷类或豆类食物。加工的谷类食品（如面包、烙饼、切面等）应折合成相当的面粉量来计算。

（2）蔬菜和水果。蔬菜和水果经常放在一起，因为它们有许多共性。但蔬菜和水果终究是两类食物，各有优势，不能完全相互替代。尤其是儿童，不可只吃水果不吃蔬菜。蔬菜、水果的质量按市售鲜重计算。一般来说，红、绿、黄色较深的蔬菜和深黄水果含营养素比较丰富，所以应多选用深色蔬菜和水果。

（3）鱼、肉、蛋。鱼、肉、蛋归为一类，主要提供动物性蛋白质和一些重要的矿物质和维生素，但它们彼此间也有明显区别。鱼、虾及其他水产品含脂肪很低，可以多吃一些。这类食物的质量是按购买时的鲜重计算。肉类包含畜肉、禽肉及内脏，质量按屠宰清洗后的质量计算。这类食物尤其是猪肉含脂肪较高，所以不应该吃过多肉类。蛋类含胆固醇相当高，一般以每天不超过一个为宜。

（4）奶类、豆类和坚果类食物。奶类及奶制品目前主要是指鲜牛奶、酸奶和奶粉。中国居民平衡膳食宝塔建议的 300 克按蛋白质和钙的含量来折合约相当于鲜奶 600 克或奶粉 84 克。中国居民膳食中普遍缺钙，奶类应是首选补钙食物，很难用其他类食物代替。有些人饮奶后有不同程度的肠胃道不适，可以试用酸奶或其他奶制品。豆类及坚果包括许多品种，以 50 克计算，根据其提供的蛋白质可折合为大豆 40 克或豆腐干 80 克等。

（5）油脂类。油脂类包括植物油等，主要提供能量。植物油还可提供维生素 E 和必需脂肪酸。

（二）中国居民平衡膳食宝塔的应用

1. 确定自己的食物需要

平衡膳食宝塔建议的每人每日各类食物适宜摄入量范围适用于一般健康成人，应用时要根据个人年龄、性别、身高、体重、劳动强度、季节等情况适当调整。年轻人、劳动强度大的人需要的能量高，应适当多吃些主食；年老、活动少的人需要的能量少，可少吃些主食。表 3-1 列出了三个能量水平的各类食物的参考摄入量。

表 3-1　中国居民平衡膳食宝塔建议不同能量膳食的各类食物参考摄入量

（克/天）

食物	低能量（约 7536 千焦）	中等能量（约 10048 千焦）	高能量（约 11723 千焦）
谷类	300	400	500

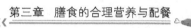
食物	低能量（约7536千焦）	中等能量（约10048千焦）	高能量（约11723千焦）
蔬菜	400	450	500
水果	100	150	200
肉、禽	50	75	100
蛋类	25	40	50
鱼虾	50	50	50
豆类及豆制品	50	50	50
奶类及奶制品	100	100	100
油脂	25	25	25

2. 同类互换，调配丰富多彩的膳食

人们吃多种多样的食物不仅是为了获得均衡的营养，也是为了使饮食更加丰富多彩以满足人们的口味享受。假如人们每天都吃同样的50克肉类、40克豆类，难免久食生厌，那么合理营养也就无从谈起了。中国居民平衡膳食宝塔包含的每一类食物中都有许多的品种，虽然每种食物都与另一种不完全相同，但同一类中各种食物所含营养成分往往大体上近似，在膳食中可以互相替换。应用平衡膳食宝塔应当把营养与美味结合起来，按照同类互换、多种多样的原则调配一日三餐。同类互换就是以粮换粮、以豆换豆、以肉换肉。例如，大米可与面粉或杂粮互换，馒头可以和相应量的面条、烙饼、面包等互换；大豆可与相当量的豆制品或杂豆类互换；瘦猪肉可与等量的鸡、鸭、牛、羊、兔肉互换；鱼可与虾、蟹等水产品互换；牛奶可与羊奶、酸奶、奶粉或奶酪等互换。

3. 要合理分配三餐食量

我国多数地区居民习惯于一日三餐。三餐食物量的分配及间隔时间应与作息时间和劳动状况相匹配。一般早、晚餐各占30%，午餐占40%为宜，特殊情况可适当调整。通常上午的工作、学习都比较紧张，营养不足会影响学习和工作效率，所以早餐应当是重要的一餐。早餐除主食外，至少应包括奶、豆、蛋、肉中的一种，并搭配适量蔬菜或水果。

4. 因地制宜，充分利用当地资源

我国幅员辽阔，各地的饮食习惯及物产不尽相同，只有因地制宜充分利用当地资源才能有效地应用中国居民平衡膳食宝塔。例如，牧区奶类资源丰富，可适当提高奶类摄取量；渔区可适当提高鱼及其他水产品摄取量；农村山区则可利用

山羊奶以及花生、瓜子、核桃、榛子等资源。在某些情况下，由于地域、经济或物产所限，无法采用同类互换时，也可以暂用豆类代替乳类、肉类，或用蛋类代替鱼、肉，不得已时，也可用花生、瓜子、榛子、核桃等干坚果代替肉、鱼、奶等动物性食物。

5. 养成习惯，长期坚持

膳食对健康的影响是长期的结果。应用中国居民平衡膳食宝塔需要自幼养成习惯，并坚持不懈，才能充分体现其对健康的重大促进作用。

本章根据不同类型的人群在不同的生理时期表现出不同的生理特点和营养需求，讲解相应的膳食指导。

婴幼儿期是人的一生中生长最旺盛的阶段，合理喂养和辅助食品的科学添加对其生长乃至一生的健康状况都有良好的作用；儿童和青少年期是身体处于快速发育的时期，同时还肩负着繁重的学习任务，营养全面、比例合适的膳食安排对他们的健康很重要；老年人各个方面的机能都在慢慢减退，膳食安排要随生理的变化而变化，应以多样、清淡、营养密度大的膳食为主；孕期妇女的膳食要兼顾自己和孩子的营养需求，所以对各种营养素的需求量都有所增加，膳食中应控制脂肪摄入总量，适当增加优质蛋白质、矿物质和维生素的摄入。

《中国居民膳食指南（2016）》提出：食物多样，谷类为主，粗细搭配；多吃蔬菜、水果和薯类；每天吃奶类、大豆或其制品；常吃适量的鱼、禽、蛋和瘦肉；减少烹调油用量，吃清淡少盐膳食；食不过量，天天运动，保持健康体重；三餐分配要合理，零食要适当；每天足量饮水，合理选择饮料；如饮酒应限量；吃新鲜卫生的食物，合理膳食。

第二节　营养配餐的制定

"早吃好，中吃饱，晚吃少"这句俗语人人晓得，但为什么早上要吃好，却很少有人能说得清楚。中国疾病预防控制中心营养与食品安全所学生营养研究室的副研究员胡小琪细数了四个与早餐有关的健康隐患。

首先，早餐吃好可以防止因血糖过低导致开车危险。早晨起床后，人体已有10来个小时没有进餐，胃处于空虚状态，此时血糖水平也降到了进食水平。开始活动后，大脑与肌肉消耗糖（即血糖），于是血糖水平会继续下降。这时如果还不进餐或进食低质早餐，体内就没有足够的血糖可供消耗，人体会感到倦怠、疲劳、暴躁、易怒，反应迟钝。美国营养学家的相关调查表明，许多车祸的发生都与肇事者血糖水平过低、反应迟钝有关。因此，营养学家警告开车族们，血糖过低时开车与酒后驾车同样危险。

其次，不吃早餐老得快。在睡眠中，胃仍在分泌少量胃酸，如果不吃早餐，胃酸没有食品去中和，就会刺激胃黏膜，导致胃部不适，久而久之可能引起胃炎、溃疡病。不吃早餐，人体只得动用体内储存的糖原和蛋白质，久而久之，会导致皮肤干燥、起皱和贫血等，加速人体的衰老。国外相关的试验证明，早餐摄入的营养不足很难在其他餐次中得到补充，不吃早餐或早餐质量不好是引起全天的能量和营养素摄入不足的主要原因之一，严重时还会造成营养缺乏症，如营养不良、缺铁性贫血等。一顿低质的早餐，难以补充夜间消耗的水分和营养，会造成血液黏度增加，增加患中风、心肌梗死的可能。而且，早晨空腹时，体内胆固醇的饱和度较高，不吃早餐还容易产生胆结石。

再次，吃好早餐不易发胖。有的人喜欢吃高热量的早餐，午餐和晚餐则为低热量或省略不吃；而有的人早餐只是简单凑合，午餐和晚餐却相当丰盛、热量高。这两种人一天摄入的热量虽然相同，但脂肪氧化的情况却不同。早餐吃高热量食品的人，再配合低热量的午、晚餐，脂肪不容易囤积。而早餐不吃或吃得太简单的人，根本无法提供足够的热量和营养，等到午、晚餐的时间，脂肪消耗的能力变差，而又吃进高热量的食物，结果是吃进的热量比消耗的热量多，当然易变胖。

最后，合理的早餐食品应该是富含水分和营养。牛奶、豆浆符合上述要求，可任选一种，还应加上其他"干点"，加适量蛋白质和水果蔬菜。

综上所述，如何配餐才能吃得更加营养合理，才能更利于我们身体健康，营养吸收，是一个值得了解并深入学习的问题。

一、营养配餐的基本原则

（一）保证营养平衡

1. 品种多样，数量充足

按照《中国居民膳食指南（2016）》的要求，膳食应提供人体需要的能量、蛋白质、脂肪，以及各种矿物质和维生素，不仅品种要多样，而且数量要充足，膳食既要能满足就餐者的需要，又要防止过量。对于一些特殊人群，如儿童和青少年、孕妇和哺乳期妇女，还要注意易缺营养素，如钙、铁、锌等的供给。

2. 各营养素，比例适宜

膳食中的能量来源及其在各餐中的分配比例要合理。要保证膳食蛋白质中优质蛋白质占适宜的比例，要以植物油作为油脂的主要来源，同时还要保证碳水化合物的摄入，各矿物质之间也要配比适当。

3. 搭配合理

注意呈酸性的食物与呈碱性的食物、主食与副食、杂粮与精粮、荤与素等食物的平衡搭配。

4. 制度合理

一般应该定时定量进餐，成人一日三餐，儿童三餐以外再加两次点心，老人也可在三餐之外加点心。

（二）照顾饮食习惯

在可能的情况下，既要使膳食多样化，又要照顾就餐者的饮食习惯，注重烹调方法，做到色香味俱佳。

（三）考虑供应情况

要熟悉市场可供选择的原料，并了解其营养特点。

（四）兼顾经济条件

既要使配餐符合营养要求，又要使进餐者在经济上有承受能力，才会使配餐有实际意义。

二、配餐的种类及内容

（一）配餐的种类

配餐的分类方法有两种，一种是按照人群来分，另一种是按照编制目的来分。

1. 按照人群来分

（1）个体配餐。个体配餐包括婴幼儿配餐、学龄前儿童配餐、学龄儿童配餐、孕妇配餐、哺乳期妇女配餐、成人配餐、老年人配餐等。

（2）群体配餐。群体配餐又可分为均匀群体配餐和非均匀群体配餐两部分，包括幼儿园配餐、学生午餐的配餐、集体食堂配餐、营养失衡和相关代谢疾病人群的配餐及疾病状态人群的配餐等。

2. 按照编制目的来分

配餐按照编制目的可分为普通配餐和特殊配餐。

（二）配餐的主要内容

配餐的主要内容应包括用膳者、每日餐次、每顿饭菜的名称、食物的种类及数量等。

三、配餐的编制方法

（一）计算法

1. 确定用餐对象全日能量供给量

能量是维持生命活动正常进行的基本保证。一方面，能量若摄入不足，人体中的血糖将下降，就会感觉疲乏无力，进而影响工作、学习的效率；另一方面，能量若摄入过多，则会在体内储存，使人体发胖，也会引起多种疾病。因此，编制配餐首先应该考虑的是保证能从食物中摄入适宜的能量。

一日三餐的能量供给量可参照膳食营养素参考摄入量（DRIs）中能量的推荐摄入量（RNI），根据用餐对象的劳动强度、年龄、性别等确定。

能量供给量标准只是提供了一个参考的目标，实际应用中还需参照用餐人员的具体情况加以调整，如根据用餐对象的胖瘦情况确定不同的能量供给量。因此，在编制配餐前应对用餐对象的基本情况进行全面的了解，应当清楚就餐者的人数、性别、年龄、机体条件、劳动强度、工作性质以及饮食习惯等。

2. 计算宏量营养素全日应提供的能量

能量的主要来源为蛋白质、脂肪和碳水化合物。为了维持人体健康，这三种能量营养素占总能量的比例应当适宜，一般蛋白质占 10%~15%，脂肪占 20%~30%，碳水化合物 55%~65%，具体可根据本地生活水平调整上述三种能量营养素占总能量的比例，由此可求得三种能量营养素的一日能量供给量。

3. 计算三种能量营养素每日需要数量

知道了三种能量营养素的能量供给量，还需将其折算为需要量，即具体的质量，这是确定食物品种和数量的重要依据。食物中的能量营养素不可能全部被消化吸收，且消化率也各不相同，消化吸收后，在体内也不一定彻底被氧化分解产生能量。食物中能量营养素产生能量的多少可按如下关系换算：1 克碳水化合物产生的能量为 16.7 千焦（4.1 千卡）；1 克脂肪产生的能量为 37.6 千焦（9.0 千卡）；1 克蛋白质产生的能量为 18.2 千焦（4.3 千卡）。根据三大能量营养素的能量供给量及其能量折算系数，可求出全日蛋白质、脂肪、碳水化合物的需要量。

4. 计算三种能量营养素的每餐需要量

知道了三种能量营养素的全日需要量后，就可以根据三餐的能量分配比例计算出三大能量营养素的每餐需要量。一般三餐能量的适宜分配比例为：早餐占30%，午餐占40%，晚餐占30%。

5. 主、副食品种和数量的确定

已知三种能量营养素的需要量，根据食物成分表，就可以确定主食和副食的品种和数量了。

主食品种、数量的确定。由于粮谷类是碳水化合物的主要来源，因此，主食的品种、数量主要根据各类主食原料中碳水化合物的含量确定。此外，主食的品种主要根据用餐者的饮食习惯来确定，北方习惯以面食为主，南方则以大米居多。

副食品种、数量的确定。根据三种能量营养素的需要量，首先确定主食的品种和数量，接下来就需要考虑蛋白质的食物来源。蛋白质广泛存在于动植物性食物中，除了谷类食物能提供蛋白质外，各类动物性食物和豆制品也是优质蛋白质的主要来源。

6. 配餐的评价与调整

根据以上步骤设计出营养配餐后，还应该对配餐进行评价，确定编制的配餐是否科学合理。应参照食物成分表初步核算该配餐提供的能量和各种营养素的含量，与 DRIs 进行比较，相差在 10% 左右可认为合乎要求，否则要增减或更换食品的种类或数量。值得注意的是，制定配餐时，不必严格要求每份营养餐配餐的能量和各类营养素均与 DRIs 保持一致。

一般情况下，每天的能量、蛋白质、脂肪和碳水化合物的量的出入不应该很大，其他营养素以一周为单位进行计算、评价即可。

7. 营养餐的制作

有了营养配餐后，必须根据配餐原料，运用合理的烹饪方法进行营养餐的制作。在烹饪过程中，食物中的蛋白质、脂肪、碳水化合物、维生素、矿物质、水等营养素会发生多种变化，了解这些变化，对于合理选用科学的烹调方法、严格监控烹饪过程中食物的质量、提高营养素在食物中的保存率和在人体中的利用率都有着重要作用。此外，营养餐的制作还应保证食物的色、香、味俱全，这样才能保证食物的正常摄入，达到营养配餐预期的营养素摄入量。

8. 配餐的总结、归档管理等

编制好配餐后，应该将配餐进行归档保存，并及时收集用餐者及厨师的反馈意见，总结配餐编制的经验，以便以后不断改进。

随着计算机技术的发展，营养配餐的确定和评价也可以通过计算机实现。目前出现了许多膳食营养管理系统软件，使用者只要掌握基本的计算机技能，就可以方便快捷地确定营养配餐，并且得出营养素的营养成分。膳食营养管理系统软件有很多种，一般都具有如下功能：

（1）提供自动挑选食物种类界面，并且为挑选出的食物自动编制出代量配餐，计算出各类食物的用量，并自动将其合理地分配到一日三餐或三餐一点中。

（2）进行配餐营养成分的分析计算，并根据计算结果进行调整。

（3）分析膳食的食物结构和计算分析各种营养素的摄入量、能量和蛋白质的食物来源等。

许多软件采取开放的计算机管理方式，可随时扩充食物品种及营养成分。有些软件还可对个体和群体的膳食营养状况做出综合评价，针对儿童、青少年，还可实现生长发育状况的评价。另外，特殊营养配餐应用软件还有减肥配餐的设计功能及常见病人膳食的设计功能。

（二）食物交换份法

食物交换份法简单易行，易于被非专业人员掌握。该法是将常用食物按其所含营养素量的近似值归类，计算出每类食物每份所含的营养素值和食物质量，然后将每类食物的内容制成表格供交换使用，最后根据不同的能量需要，按蛋白质、脂肪和碳水化合物的合理分配比例，计算出各类食物的交换份数和实际重量，并按每份食物等值交换表选择食物。本法对病人和正常人都适用，此处仅介绍正常人配餐的编制。

1. 列出各类食物的每单位食物交换代量表

（1）谷类、薯类。每份谷类、薯类食物大约可提供能量 756 千焦（180 千卡）、蛋白质 4 克、碳水化合物 38 克。

（2）蔬菜、水果类。每份蔬菜、水果大约可提供能量 336 千焦（80 千卡）、蛋白质 5 克、碳水化合物 5 克。

（3）动物性食物。每份动物性食物大约可提供能量 378 千焦（90 千卡）、蛋白质 10 克、脂肪 5 克、碳水化合物 2 克。

（4）豆类食物。每份豆类食物大约可提供能量 188 千焦（45 千卡）、蛋白质 5 克、脂肪 1.5 克、碳水化合物 3 克。

（5）纯能量食物。每份纯能量食物大约可提供能量 188 千焦（45 千卡）、脂肪 5 克。

2. 按照我国居民膳食宝塔上标出的数量安排每日膳食

根据个人年龄、性别、身高、体重、劳动强度及季节等情况适当调整。从事轻体力劳动的中年男子，如办公室职员等，可参照中等能量膳食来安排自己的进食量；从事中等以上强度体力劳动者，如一般农田劳动者，可参照高能量膳食进行安排；不参加劳动的老年人可参照低能量膳食来安排。女性一般比男性的食量小，因为女性体重较轻及身体构成与男性不同。女性需要的能量往往比从事同等劳动的男性低 200 千卡或更多些。一般说来，人们的进食量可自动调节，当一个人的食欲得到满足时，他对能量的需要也就会得到满足。

3. 确定食物交换份数

根据不同能量的各种食物的需要量，参考食物交换代量表，确定不同能量供给量的食物交换份数。

如对于在办公室工作的男性职员，根据中等能量膳食各类食物的参考摄入量，需要摄入谷类 400 克，蔬菜 450 克，水果 150 克，肉、禽类 75 克，蛋类 40 克，鱼、虾类 50 克，豆类及豆制品 50 克，奶类及奶制品 100 克，油脂 25 克，这相当于 8 份谷薯类食物交换份，1~2 份果蔬类交换份，4 份肉、蛋、奶等动物性食物交换份，2 份豆类食物交换份，5 份油脂类食物交换份。值得注意的是，食物交换代量表的交换单位不同，折合的食物交换份数也不同。这些食物分配到一日三餐中可以这样安排：

早餐：牛奶 250 克、白糖 20 克、面包 150 克、大米粥 25 克。

午餐：饺子 200 克（瘦猪肉末 50 克、白菜 300 克）、小米粥 25 克、炝芹菜 200 克。

加餐：苹果 200 克。

晚餐：米饭 150 克、鸡蛋 2 个、炒莴笋 150 克（全日烹调用油 25 克）。

还可以根据食物交换表改变其中的食物种类，这样安排：

早餐：糖三角 150 克、高粱米粥 25 克、煎鸡蛋 2 个、咸花生米 15 克。

午餐：米饭 200 克、瘦猪肉丝 50 克、炒菠菜 250 克。

加餐：梨 200 克。

晚餐：烙饼 100 克、大米粥 25 克、炖大白菜 250 克、北豆腐 10 克（全日烹调用油 20 克）。

食物交换份法是一种比较粗略的方法，实际应用中，可将计算法与食物交换份法结合使用，首先用计算法确定食物的需要量，然后用食物交换份法确定食物的种类及数量。通过食物的同类互换，可以以一日配餐为模本，设计出一周、一月配餐。

第三节　食品烹调加工方式

一、食品营养素在烹调中的变化

（一）烹调常用加热方法

烹制餐饮食品是对食物原料加热，使菜肴成熟和充分杀菌消毒，适合人们食用，并有利于营养素消化吸收的物理和化学过程。在烹调过程中对食物加热一般有传导、对流、辐射等传热方式，而传热介质的传热性能和传热状况、烹调方法（温度、时间、火候）对于食品烹调加工后的营养价值有非常重要的影响。烹调中一般采用水、油、蒸汽、干热空气等气体和液体，以及盐、砂粒或泥作为传热介质。

水能够在不断的加热过程中，使自身温度上升，但不论火力怎样旺，水的温度只能达到100℃，一般菜肴原料在这样的温度中就会发生质的变化，达到成熟。若要使水的温度超过100℃可采用盖紧锅盖、压力锅、锅内溶解可溶性固态物质，如食盐等方法。

油在锅中受热后温度变化幅度较大，常态下油温可上升到300~350℃，用油作为传热介质，可以使锅中的菜肴原料表面温度迅速达到100~120℃而成熟得更快。另外，较高的油温可以迅速驱散原料表面或内部的水分子，使菜肴达到酥脆的特色。

利用水加热沸腾后汽化的水蒸气将食物加热成熟一般需将蒸汽烹具密封，不使热湿气外泄，内部压力增大，得到略高于热水沸点的温度。

干热空气加热主要是通过各种热辐射将烘箱、烤炉内空气加热，并不断将热传递给原料使之成熟。

食物原料在烹调过程中受到各种切割、清洗，以及水、空气、加工温度、油和各种调味品等诸多因素的影响，本身所含有的各种营养物质会发生许多复杂的物理和化学变化，只有认真把握这些变化，才能更好地进行科学烹调。

（二）蛋白质在烹调中的变化

1. 凝固作用

蛋白质受热（一般在60℃开始）会逐渐发生变性凝固，这种变性是不可逆的。如果温度上升较慢，并保持在稍低于100℃时，肉类或蛋类的蛋白质就凝固较慢，质地也不是很硬，这种状态的蛋白质最容易消化。如果在沸水或热油中煮、炸的时间过长，变性的蛋白质就易形成坚硬的质地，较难咀嚼和消化。未变性的蛋白质具有较强的持水性，受热变性后持水性减弱。

2. 水解作用

蛋白质在变性凝固后继续在水中受热，一部分蛋白质就会被逐步水解，生成多种水溶性氨基酸及含氮浸出物，这是肉汤滋味鲜美的主要原因之一。温度超过130℃后，部分蛋白质会最终分解为挥发性氮、硫化氢、硫醇化合物等低分子物质，失去营养作用，甚至产生毒性。

3. 胶凝作用

动物性原料中的胶原蛋白质在水中加热后可水解产生胶原质，如白明胶等。胶原质可溶于热水中，使汤汁变稠、黏度增加。当胶原质达到一定浓度后，再将其冷却到室温就会使汤汁变成有弹性的凝胶状物质（胶胨）。一般动物表皮组织含胶原蛋白质较多，长时间加热后易凝结成冻，如鱼汤冻、猪皮冻。

4. 水化作用

蛋白质分子与水充分接触后，能聚集大量水分子，形成水化层，使蛋白质成为亲水胶体。烹调中打肉泥、鱼肉泥，肉类上浆时拌入水分等就是利用了蛋白质这种水化作用，使原料吸收大量水分，快速熟制后显得爽嫩、有弹性。肉、鱼等原料剁成茸状再用力搅打都是为了尽量扩大和增强蛋白质的吸水性；又如，熟豆浆中的蛋白质水溶液呈亲水的胶体状态，如果使用凝固剂（如石膏）就能破坏这种水化作用，使蛋白质颗粒脱去水膜而沉淀。

（三）脂肪在烹调中的变化

1. 热水解作用

在烹饪中，脂肪在热力作用下可被逐步水解为甘油和游离脂肪酸。游离脂肪酸含量增加，会降低油脂的发烟温度，发烟点降低明显的油脂，在烹饪过程中容易冒烟，影响菜肴的色泽和风味。

2. 热分解作用

油脂加热时，温度上升到一定程度就会发生热分解，产生一系列低分子物质。在煎炸食物时，油温控制在油脂的发烟点以下，就可减轻油脂的热分解，降低油脂的消耗，而且可以保证食品的营养价值和风味质量。例如，煎炸牛排需要选择发烟点较高的油脂，不但可以加速蛋白质的变性，达到食用要求，而且还能提高牛排鲜嫩的质感。

3. 乳化作用

一般情况下，脂肪无法溶于水中，但若将水加热沸腾，脂肪就会被分离成非常微小的脂肪滴均匀分布于水中，形成乳白色的水包油型的乳浊液，这种变化属于乳化作用。烹调中制作奶白汤时一般不撇油，并需要旺火，使汤保持沸腾状态；而制作清汤时则不同，煮沸后应撇去浮油，改微火，使汤不持续沸腾，尽量避免脂肪的乳化，以保证汤的清澈。

4. 热氧化聚合作用

油脂是一种易被氧化的物质，脂肪和氧气易生成氢过氧化物，高温下会迅速发生分解，生成多种自由基。油炸食品过程中，当油脂加热至 200~230℃时，这些自由基极易发生热氧化聚合，引起油脂起泡，并附着在煎炸食物的表面，油会逐渐变稠甚至凝固。

烹饪中火力越大、时间越长，热氧化聚合反应就越剧烈。发生热氧化聚合的油脂含有某些毒性聚合物，有害于人体健康，所以在烹饪过程中，应尽可能减少或防止油脂的热氧化聚合反应的进行，避免高温长时间的加热。另外，油脂处在高温状态中的时间越长，热氧化聚合的程度就越严重，所以油炸用油不宜反复使用。除了氧气是促进油脂热氧化聚合的重要因素外，铁、铜等金属也能催化该聚合反应，所以油炸锅最好选用不锈钢制品。

(四) 碳水化合物在烹调中的变化

1. 膨胀糊化作用

淀粉糊化是淀粉在加水、加热（约60℃开始）的情况下，产生半明、胶状物质的现象。糊化后的淀粉，因多糖分子吸水膨胀和氢键断裂并与水分子结合，使之容易被淀粉酶水解，易于消化。烹调中常见的勾芡就利用了淀粉的这一变化。

2. 焦化作用

蔗糖被加热到一定温度后先是熔融，成为透明黏稠状液体，趁热可拉出细丝。如果继续加热，则会发生焦化作用，颜色逐渐变深，成为焦糖。焦化反应在烹调中可用来给食品增色，烹调中的炒糖色，烤乳猪时刷饴糖水等，都是利用这一变化。淀粉也同样会发生焦化作用，如烘焙面包的表皮呈棕色，挂糊的原料油炸时表皮颜色逐渐加深等，这些都是因为淀粉受高温作用变成焦糊精而形成的。

（五）无机盐在烹调中的变化

食物原料所含的无机盐在烹调过程中一般化学变化不大，主要变化是易溶解于水中。一般在酸性溶液里溶解量较大，溶解量还与原料切割大小、水中浸泡或加热时间长短有关。例如，普通大米淘洗 2~3 次后表层无机盐流失 15% 左右。

（六）维生素在烹调中的变化

在烹调过程中，食物原料含有的维生素最易受到破坏损失，特别是各种水溶性维生素损失严重。

脂溶性维生素 A、维生素 D、维生素 E 等在水中加热一般影响不大，但高温油炸则会破坏较多；水溶性维生素在加热过程中易被分解破坏，温度越高、加热时间越长，损失越多，特别是碱性条件下损失更多。原料中的水溶性维生素易溶解于水中而流失。原料的刀工断面越多、漂洗次数越多、浸泡时间越长，则流失越多。

不少维生素在空气中性质不稳定，易被氧化分解（特别在同时受热的情况下）。例如，青菜切碎后，所含维生素 C 通过切口与空气接触，时间一长就大量被氧化分解。

碱性条件下，多数维生素易被破坏，如熬粥时加碱，维生素 B_2 损失 82%，维生素 B_1 损失 70%，多数维生素在酸性溶液中较稳定，损失较少。

二、烹调加工对食品营养价值的影响

（一）肉类的烹调

肉类食品蛋白质含量高，营养也丰富。但烹饪时也应注意方法，以保持其营养成分。

烹调肉类食品时，宜用炒、蒸、煮的方法，少用炸、烤的方法，尽量减少蛋白质的破坏。骨头要拍碎后再煮汤，并加一些醋，以促进钙的溶解，并使营养素易被人体吸收。在加工的原料上先用淀粉和鸡蛋上浆挂糊，在食物的表面形成一个隔绝高温的保护层，可以避免食物中的营养成分受到氧化，防止蛋白质变性和维生素分解。

因为绝大多数的维生素怕碱而不怕酸，可以在肉质食物中加入一些酸，从而保护食物中的维生素不会因氧化而受到破坏。勾芡所用的淀粉有保护维生素 C 的作用。加热时间过长也是破坏食物中营养成分的一个很重要的因素，因此在加工方法上应尽量采用旺火急炒。

（二）鱼类的烹调

红烧或清炖使维生素损失最多，但可使水溶性维生素和矿物质溶于汤内；蒸或煮会对糖类和蛋白质起部分水解作用，也可使水溶性维生素及矿物质溶于水中，因此对使用以上方法烹调的肉类或鱼类食物要连汁带汤一起吃掉。炒肉及其他动物性食物营养素损失较少。炸食可严重损失维生素，但若在食品表面扑面糊，避免与油直接接触就可以减少维生素的损失。

（三）豆类食品的烹调

豆制品在加工过程中，一般经过浸泡、细磨、加热等处理，使其中所含有的抗胰蛋白酶被破坏，大部分纤维素被去除，因此，消化吸收率明显增高。豆制品的营养素种类在加工前后变化不大，但因水分增多，营养素含量相对减少。例如豆芽一般都是以大豆和绿豆为原料制作的，在发芽前几乎不含抗坏血酸，但在发芽过程中，其所含的淀粉水解为葡萄糖，可进一步合成抗坏血酸。

不同的加工和烹调方法，对大豆蛋白质的消化率有明显的影响。整粒大豆的蛋白质消化率仅为 65.3%，但加工成豆浆和豆腐后蛋白质消化率均有较大程度的提高。

此外，大豆热处理可提高大豆中铜、铁、锰、锌的利用率，因为加热可以使一种与金属结合的成分失活。

（四）奶制品的加工

奶制品作为我们生活中重要的营养来源，与我们的健康有着密切联系。根据加工方式的不同可分为以下四种：鲜奶、炼乳、奶粉、酸奶。

1. 鲜奶

进行正确的巴氏消毒对奶的组成和性质皆无明显的影响，但对热不稳定的维生素 C 和维生素 B_1 可损失 20%~25%。

2. 炼乳

炼乳是一种浓缩的奶制品，有甜炼乳和淡炼乳。淡炼乳经过均质处理和高温杀菌，维生素 B_2、赖氨酸等有少量损失，淡炼乳的营养价值基本上与鲜奶相同，由于淡炼乳经加工处理后蛋白质凝块松软，更易消化，故很适合婴儿喂养和对鲜奶过敏的人群。甜炼乳中含有大量的蔗糖，产品中蔗糖浓度可达 40% 以上，即使冲稀到常奶程度，其蔗糖含量仍然过高，所以不宜长期喂养婴儿。

3. 奶粉

奶粉生产一般要经过一系列处理，对热不稳定的营养素都有不同程度的损失，蛋白质的消化性略有改善，但生物学价值不变。脱脂奶粉的脂肪的含量不超过 1.3%，脂溶性维生素也随之消失。调剂奶粉以牛奶为基础，参照人奶的组成模式和特点，在营养组成上加以调整和改善，更适合婴儿的生理特点和需要。

4. 酸奶

酸奶是在消毒的鲜奶中接种选定的细菌发酵而成，常用的菌种为嗜酸乳酸杆菌。鲜奶经乳酸菌发酵后，奶中的营养成分进行了"预消化"。乳酸和其他有机酸可促进胃肠蠕动。新鲜的酸奶制品含有来自发酵细菌的乳糖酶活性，可促进乳糖的分解，因此有利于改善乳糖耐受者对乳糖的吸收。

（五）烧烤食物要少吃

烧烤食物有诱人的香味和可口的滋味，但食物经过烧烤后维生素大量破坏，脂肪、蛋白质也会受到损失。肉类在烧烤过程中可产生某种致基因突变的物质，可以诱发某些癌症，还会产生致癌作用较强的苯并芘。此外，烧烤时还会产生二氧化碳、二氧化硫等有害气体和灰尘，污染空气，所以无论什么年龄的人群还是少吃烧烤食物为宜。

加工烹调过程会对食物造成各种各样的影响。通过以上的分析和讲解，可以使人们更加清晰透彻地了解烹调过程对不同的食物造成的不同影响，使人们能够有效地避开错误的加工方法，做出更加富有营养的食物。

三、合理烹调与营养素的保护

（一）合理烹调的作用

1. 全面满足需要且刺激食欲

通过对食物原料的合理烹调，全面满足人体对营养素的需要并能刺激食欲。不同食物原料所含营养素的种类、数量各不相同，因此选配膳食中的各种食物原料时，首先要考虑其中营养成分的搭配，使之尽可能满足人体的生理需求。另外，合理调配能使菜肴中各种原料互相衬托，给人以美的感受，以刺激食欲。

2. 有利于人体消化吸收的物理、化学变化

合理的烹调能使食物原料发生有利于人体消化吸收的物理、化学变化。食物原料品种繁多，成分复杂，加上烹调方法多种多样，所以在烹调过程中食物发生

的变化是十分复杂的。许多原料经过切配烹制，其体积、质地、成分可以变得更有利于人们的食用和消化。

3. 保证食品的健康

合理烹调要求对原料进行无害处理，保证食品卫生。由于各种原因，许多烹调原料常常带有致病性微生物、寄生虫卵或被有害物质污染过，有的原料本身还含有毒素。经过整理洗涤、加热烹调处理，就可以避免或减轻其对人体健康的危害。

4. 改善菜肴的感官性状

通过合理烹调，可以除去原料的异味杂质，改善菜肴的感官性状。不少原料虽然营养丰富，但本身带有腥臊异味，或有不宜食用的杂质，要靠烹调加工除去这些令人不快的异味杂质，增添诱人的气味和色泽等。各种调味变化是提高菜肴感官性状的重要条件之一，如果调味不合理，往往导致菜肴制作的失败。

5. 减少营养素损失

合理烹调应尽量减少原料中营养素的损失。为制作花色繁多、美味可口的佳肴，就必须采用各种烹调手段。在这个过程中，难免会使原料中的某些营养素受到不同程度的破坏或流失。要减少这些损失，就要注意烹调方法的合理性。对那些导致营养成分损失大甚至产生有毒有害物质的烹调方法要尽量少用或不用。

(二) 烹饪过程中对食物营养素的保护对策

1. 烹调前选择合理加工方式

(1) 合理精选和储存食物材料。在烹调之前要根据实际情况选购新鲜卫生、绿色无公害的食材，既利于人体营养均衡，又利于人体的消化吸收。另外，食材量的选择要适中，食材尽量做到用量适宜，现制现吃。特别是蔬菜、水果等不要一次性采购太多而长时间储存；肉类也不宜长时间冷藏存放，否则会降低营养价值和口感。

(2) 合理选择清洗方式。烹饪前清洗食材能有效去除微生物、寄生虫和泥沙等杂物，但一定要合理清洗。即先洗后切，避免过多清洗或浸泡食物。如：淘米不可搓洗和过多清洗；蔬菜应在改刀前清洗，减少无机盐和维生素的流失；新鲜的食材不要沸水直接烫洗，防止维生素 B_1 等流失。

(3) 合理切配食物材料。洗涤后的食物切配，应避免将食物切得过细过碎，块可大些，以减少食材中的氧化。如将原料切得过碎，食材中的氧化酶与水和空气的接触就会增加，使易氧化维生素损失多。如小白菜，切段炒后维生素 C 的损失率为 31%，而切成丝炒后损失率为 51%。切配还要避免营养损失。如：鱼类加工须刮净鱼鳞，但新鲜的白鳞鱼则可不刮去鱼鳞，其鳞片中含有的脂肪可增加鲜味，且鳞片柔软可食。因此要保存食材营养素，必须要讲究科学的切配及烹调。

2. 烹调前进行不同食材的合理搭配

在烹调前应对不同食材进行合理的搭配，既保护食材营养素，让食用者得到丰富、全面的营养，又避免食材间相克的情况发生，造成不良后果。在进行食材搭配，注重软配软、脆配脆等基本原则的同时，还要关注不同食物之间的营养关系，有效发挥食物的营养特点。另外，主、配搭配比例要恰当，并时刻注意食材间相克的影响，避免影响健康。

3. 烹调中合理使用加工烹调方法

（1）掌握合理的焯水火候。焯水不但能使蔬菜类色泽鲜艳、味美质嫩，还有利于肉类排污、去味，且可有效调整食材的烹调时间。食物焯水处理一定要控制好时间和火候，以有效降低营养素损失。焯水后原料切忌去汁，否则会使水溶性维生素大量流失。如蔬菜某些氧化酶在 50~60℃ 时会促使维生素 C 被氧化破坏，80℃ 时则影响迅速降低。

（2）进行合理的食物调味。根据烹饪菜肴的基本要求以及食材的基本特点来合理确定调味。如：沸水烫制蔬菜过程中加碱会破坏菜中的维生素 B、维生素 C，炒菜过早加盐会加速营养素的氧化破坏和流失。另外，加入适当的食醋在增加菜的口味的同时，还能有效减少维生素的流失，促进钙等无机盐的溶解，利于人体吸收。

（3）选择的烹调法要适当。为使食料中营养素损失少，应尽量选用较科学的方法，如蒸、煮、熘、炒、爆等。这些烹调方法加热时间短，能迅速破坏食物中生物酶的活性，可使食材中营养素损失大大降低。如猪肉切成丝，旺火急炒，其维生素 B_1、维生素 B_2 的损失分别为 13%、21%；而成块用文火炖，则损失率分别为 65%、41%。

（4）对食物进行合理的保护。烹调菜肴可以采取挂糊、上浆、勾芡等最常见最有效的保护手段。这些方法可在食材表面形成一层保护外壳，有效避免水分和营养素的溢出，避免营养素过快氧化，保护蛋白质原料和维生素免于被高温分解破坏。

选择正确的烹调方法可以对营养素实施有效保护，进而提高食物营养价值。

综上所述，烹调中对营养素的保护可以提高食物的质量，提升食物的营养价值，不恰当的烹饪方法将会造成食物中营养素的流失，因此要求采用合理的烹调方法、初加工手法以及切配方法等进行食物的烹饪，以实现保护食物中的营养素，提高食物的烹饪质量。

第四章

特殊人群的膳食搭配指导 ‹‹‹

第一节　婴幼儿的膳食搭配指导

一、婴儿的营养需求与参考摄入量

（一）能量

能量本身并不是一种营养素，它是各种营养素（蛋白质、脂肪、碳水化合物）燃烧产生的。婴儿的基础代谢、体力活动、食物的特殊动力作用以及生长发育都离不开能量。《中国居民膳食营养素参考摄入量》推荐 0～12 个月的婴儿每日需要的能量为 95 千卡。

（二）蛋白质

蛋白质对婴儿的重要性是众所周知的，它是婴儿生长发育必需的营养物质，是构成机体的主要成分。婴儿的快速生长需要大量的蛋白质，而且由于婴儿的肝脏还没有发育完全，所需的必需氨基酸的比例大于成人，因此除了已知的 8 种必需氨基酸外，还需要组氨酸、半胱氨酸以及牛磺酸等氨基酸。只有数量充足、比例合适的优质蛋白才能满足婴儿的生长发育所需。

人乳中的必需氨基酸比例最适合婴儿的生长发育所需。《中国居民膳食营养素参考摄入量》推荐婴儿蛋白质的需要量因喂养方式不同而不同，母乳喂养的婴儿每日需蛋白质 2.0 克，牛乳喂养的婴儿由于蛋白质的利用率较母乳低，每日需要蛋白质 3.5 克。

（三）脂肪

《中国居民膳食营养素参考摄入量》推荐婴儿脂肪供能占总能量的比例为：0～5 月 45%～50%，6～12 个月为 35%～40%。婴儿每日摄入 800 毫升母乳，则可以满足婴儿对脂肪的需求。

（四）碳水化合物

刚出生的婴儿消化器官功能不健全，没有牙齿，胃肠肌肉松弛，消化酶数量少，胃液酸度低，消化淀粉的能力尚未成熟，但是乳糖酶的活性很高，4个月以后的婴儿可以逐渐消化淀粉。母乳中的碳水化合物以乳糖为主，婴儿消化率高，不易引起腹泻。《中国居民膳食营养素参考摄入量》推荐婴儿每日摄入碳水化合物每千克体重12克。

（五）矿物质

婴儿必需而又容易缺乏的矿物质包括钙、铁、锌、碘。

1. 钙

钙是婴儿骨骼与牙齿发育所必需的一种矿物质，还有很多重要的生理功能，《中国居民膳食营养素参考摄入量》推荐0~6个月婴儿每日需钙300毫克，6~12个月每日需钙400毫克。

牛乳中钙的含量是人乳的2~3倍，但是吸收率不高，平均吸收率只有20%。母乳中的钙磷比适合婴儿吸收，钙的吸收利用率较高，所以母乳喂养的婴儿一般不会缺钙。

2. 铁

铁是血红蛋白细胞的组成成分，是婴儿维持生命必需的营养素，足月的新生儿体内有约300毫克的铁储备，可以保证婴儿前4个月不缺铁。母乳及牛乳中铁的含量均较低，所以母乳或牛乳喂养的婴儿在4个月以后应该适当地从膳食中补充铁，避免婴儿由于缺铁而贫血。《中国居民膳食营养素参考摄入量》推荐婴儿0~6个月每日需铁0.3毫克，6~12个月每日需铁10毫克。

3. 锌

母乳中锌的含量相对不足，1升母乳中大约含锌1.18毫克。足月的新生儿体内有一定的锌储备，一般在4个月以前不易缺锌，4个月以后应适当从膳食中补充一定的锌，比如婴儿配方奶粉、肝泥、蛋黄等。《中国居民膳食营养素参考摄入量》推荐婴儿0~6个月每日需锌1.5毫克，6~12个月每日需锌8毫克。

4. 碘

婴儿缺碘会造成由于甲状腺激素缺乏导致的智力低下、生长发育迟缓。碘可以通过乳腺进入乳汁，所以只要哺乳期妇女膳食中不缺碘，一般婴儿不会发生碘缺乏的症状，《中国居民膳食营养素参考摄入量》推荐婴儿每日摄入碘 50 微克。哺乳期妇女应定量食用碘强化食品。

（六）维生素

1. 维生素 A

维生素 A 可以通过乳腺进入乳汁，所以一般母乳喂养的婴儿不会出现维生素 A 缺乏的现象，盲目补充维生素 A 制剂可能发生维生素 A 中毒的情况。牛乳中维生素 A 的含量是母乳中的一半，且吸收率不高，所以牛乳喂养的婴儿可以遵医嘱适当补充维生素 A 制剂。《中国居民膳食营养素参考摄入量》推荐婴儿每日摄入维生素 A 400 微克。

2. 维生素 D

维生素 D 不能通过乳腺进入乳汁，所以人乳及牛乳中的维生素 D 含量都很低，婴儿可以通过户外运动来补充维生素 D，中国北方一些日照时间短、紫外线强度不高的地区可以给婴儿添加适当的维生素 D 制剂。《中国居民膳食营养素参考摄入量》推荐婴儿每日摄入维生素 D 10 微克。

3. 水溶性维生素

水溶性维生素可以通过乳腺进入乳汁，只要哺乳期妇女保证正常的饮食，母乳喂养的孩子很少缺乏水溶性维生素。

二、婴儿喂养指南

（一）母乳喂养

近年来，世界卫生组织将保护、促进和支持母乳喂养作为妇幼卫生工作的一个重要内容。研究表明，相对于其他的喂养方式，母乳喂养具有无比的优越性，母乳中含有绝大部分婴儿生长发育所需的营养物质（只有铁、维生素 D 的含量较少），而且吸收利用率也高于其他食品。母乳中还含有其他食品中没有的免疫活性物质，可以有效降低婴儿患病的概率。下面是母乳喂养的优势。

（1）营养素种类齐全、利用率高。母乳当中含有婴儿所需的大部分营养素，之间的配比最适合婴儿消化和吸收，是婴儿最理想的食品。

（2）丰富的免疫活性物质。母乳含有丰富的免疫活性物质，能保护婴儿少得疾病，降低成年以后许多慢性病的发病率。研究表明母乳中含有巨噬细胞、溶菌酶、乳铁蛋白、TB 淋巴细胞、抗葡萄球菌因子、嗜中性粒细胞、补体及双歧因子等免疫活性物质，能增加婴儿抵御外界污染的能力，又不易引起过敏。

（3）增进母子感情，有利于婴儿智力发展。通过婴儿的吮吸，哺乳期妇女会有一种母亲的敏感性，使之从孕期状态向非孕期状态过渡。通过母子之间的接触、抚摸、目光的交流、语言等增加母子之间的亲密程度，有助于婴儿的情绪稳定，有利于婴儿的智力发展。

（4）经济利益。产后母乳喂养可以为家庭节约配置人工喂养品的费用，而且由于母乳喂养的婴儿不易患病，可以减少医疗咨询、药物等费用。母乳喂养经济方便，母亲随时随地能给婴儿提供温度适宜的乳汁，也不存在食用过度的问题。

（二）人工喂养

在由于各种原因不能实现母乳喂养的情况下，可以采用其他的代替食品喂养婴儿，我们称为人工喂养。现阶段普遍采用的母乳代替品是婴幼儿配方奶粉。大部分的婴幼儿配方奶粉是在牛奶的基础上尽量向母乳的成分靠近，比如降低蛋白质的含量，减轻婴儿肾脏的负担；增加乳清蛋白的比例，减少酪蛋白的比例；去除多余的饱和脂肪，用不饱和脂肪酸替代，增加 DHA、ARA；调整钙磷比，增加铁、锌、维生素 A、维生素 D 的含量，等等。另有乳糖不耐受的婴儿可以使用豆制代乳粉进行人工喂养。

（三）婴儿辅食的添加

营养良好的母乳可以满足 0~6 个月内婴儿的全面营养需求，6 个月以上的婴儿热能需求增加，而这个阶段孕期储存的铁、锌等营养素也已经用尽，必须添加辅助食品。合理添加辅助食品可以补充乳类营养素的不足，以满足生长发育的需要，使婴儿的食物从流质向半流质和固体食物转变，为断奶做好准备。

1. 辅食添加的原则

（1）逐步适应。一种辅食应经过 5~7 天的适应期，等婴儿完全适应了这种食物后，再开始添加下一种辅食。

（2）由稀到稠。刚开始添加辅食的时候，可以将其制作得稀一点，使婴儿方便吞咽。当婴儿适应以后可以使其逐步变稠。

（3）量由少到多、质地由软到硬。刚开始添加时可以只添加一勺，渐渐增多。食物的质地刚开始时要以泥或汁为主，便于吞咽。乳牙萌出以后可以添加一些稍微硬一点的食物。

2. 辅食添加顺序

3 个月开始可以添加一些鱼肝油，以保证维生素 A、维生素 D 的摄入。

4~6 个月先添加一些米粉、麦粉、粥等淀粉类食物，婴儿适应了之后可以逐步添加一些蛋黄、鱼泥、肝泥、果蔬汁、果蔬泥等食品。

7~9 个月可加烂粥、稀饭、面包、馒头以及鱼、碎肉、全蛋、大豆制品、果蔬汁、果蔬泥等。

10~12 个月婴儿的乳牙基本长出，可以吃一些稀粥、面条、馒头等主食和鱼、肉、全蛋、大豆制品，稍大一点的婴儿也可以开始吃一些软的水果和蔬菜。

三、幼儿的营养需求与参考摄入量

幼儿期孩子的生长速度较婴儿期有所下降，但仍然需要大量的营养物质以保证机体发育，幼儿期是孩子饮食习惯养成的重要时期。幼儿期乳齿生长和胃容量加大使幼儿对食物的可接受性提高，此时，幼儿日常活动加强，体力消耗增大，饮食也逐步过渡到基本上由自己的消化器官来摄取营养素。这一时期营养不良会导致幼儿生长发育迟缓，增加成年期慢性疾病的发病率。

（一）能量

幼儿期的新陈代谢较成人旺盛，生长发育速率仍然很高，加上平时的日常活动增加，体力消耗加大，在这个阶段幼儿必须摄入大量的能量。《中国居民膳食营养素参考摄入量》推荐幼儿每日摄入能量：1 岁、2 岁、3 岁分别为男孩 1100 千卡、1200 千卡、1350 千卡，女孩 1050 千卡、1150 千卡、1300 千卡。其中蛋白质供能占总能量的 12%~15%、脂肪供能占总能量的 30%~35%、碳水化合物供能占总能量的 50%~58%。

（二）蛋白质

蛋白质用于幼儿的新陈代谢、各个器官的成熟及生长发育，也是免疫抗体、激素、消化酶等物质不可缺少的重要组成部分。幼儿对蛋白质的需求不但用量按比例高于成人，而且质量要求也比成人高，在幼儿摄入的蛋白质中要求一半以上是优质蛋白。如果幼儿缺乏蛋白质，不仅会影响大脑发育，也会使体重和身高增加缓慢，肌肉松弛，抵抗力下降，严重时会引起营养不良性水肿。但是过量的蛋白质对幼儿也是有害的，可能会导致幼儿腹泻、酸中毒、高渗性脱水、发热、血清尿素和氨升高等症状。

《中国居民膳食营养素参考摄入量》推荐幼儿每日摄入蛋白质的 RNI 为：1 岁、2 岁、3 岁分别为 35 克、40 克、45 克。

（三）脂类

脂类是细胞膜和细胞核的重要组成部分，也是身体热量的主要来源，它可以有效维持体温、保护脏器、促进脂溶性维生素吸收。《中国居民膳食营养素参考摄入量》推荐幼儿脂肪供给的热量占总热量的 30%~35%，其中必需脂肪酸提供的热量不应低于总热量的 1%~3%。

（四）矿物质

1. 钙

钙是骨骼和牙齿的主要成分，钙供应不足或钙的吸收不良均会使幼儿患佝偻病，严重者会发生抽风、肌肉振颤或心跳停止的现象。奶和奶制品是膳食钙质的良好来源，但也不能盲目补钙，大量钙质摄入会造成幼儿肾脏的负担，影响其他营养素的吸收。《中国居民膳食营养素参考摄入量》推荐幼儿每日钙的 AI 为 600 毫克。

2. 铁

铁是人体血红蛋白和肌红蛋白的重要原料，铁摄入不足会发生缺铁性贫血，影响氧气的运输，影响生长发育。由于我国的膳食铁来源是以植物性铁为主，吸收率较低，所以我国是幼儿期出现缺铁性贫血较为常见的国家。膳食铁最好的食物来源是动物肝脏和动物血。《中国居民膳食营养素参考摄入量》推荐幼儿每日铁的 AI 为 12 毫克。

3. 锌

锌在人体内可构成 50 多种酶，促进蛋白质合成和生长发育，缺锌会导致婴儿生长发育迟缓、贫血、厌食、伤口不易愈合、免疫力低下等症状。《中国居民膳食营养素参考摄入量》推荐幼儿每日锌的 AI 为 9 毫克。膳食锌的主要来源是贝类、动物内脏。

4. 碘

碘能维持甲状腺的正常生理功能，是甲状腺激素合成必需的组成部分，缺乏时会导致甲状腺功能低下，影响幼儿的生长发育。《中国居民膳食营养素参考摄入量》推荐幼儿每日碘的 RNI 为 50 微克。

（五）维生素

维生素在幼儿的生长发育阶段起着至关重要的作用，是幼儿的膳食中必须注意补充的，但是也不能盲目地添加大剂量的维生素制剂。尤其是脂溶性维生素，不易代谢，易在体内堆积而产生毒性。《中国居民膳食营养素参考摄入量》推荐幼儿每日维生素 A 的摄入量为 500 微克；维生素 D 的摄入量 10 微克；维生素 B_1

的摄入量 0.6 毫克；维生素 B_2 的摄入量 0.6 微克；维生素 C 的摄入量 60 微克。

四、幼儿膳食指南

（一）种类齐全、搭配合理

为了保证幼儿期全部营养素的均衡摄入，幼儿膳食的搭配要做到种类齐全、搭配合理。首先，粮谷类食品要逐渐成为幼儿的主食，粮谷类食品是碳水化合物和 B 族维生素的良好来源，也是蛋白质及其他营养素的重要来源。其次，要保证幼儿每日摄入的蛋白质有一半是来自动物性食品。鱼、禽、瘦肉、蛋等动物性食品是膳食蛋白质的良好来源，动物性食品同时也是维生素 A、维生素 D、B 族维生素和许多矿物质的主要来源。奶类及其制品是钙的良好来源，所以应坚持让幼儿每日饮奶，以保证钙的足量摄入。再次，蔬菜水果能提供丰富的维生素 C、β-胡萝卜素和膳食纤维，还含有一些矿物质和维生素，新鲜的蔬菜水果可以激发幼儿的食欲，防止便秘。总之，种类齐全、搭配合理是幼儿阶段合理膳食的基础。

（二）选用合理的烹调方法

幼儿的食物应该单独制作，尽量选用一些质地软、容易烂的食材，避免刺激性强和油腻的食物。在加工烹调过程当中应尽量避免营养素的流失，比如淘米的次数不宜过多，蔬菜水果应先洗后切、大火急炒、慎用碱等。食物烹调后尽量保证良好的色、香、味，以引起幼儿的食欲。

（三）合理安排就餐时间

幼儿的胃容量还比较小，加上幼儿活泼好动，容易饥饿，所以在安排幼儿就餐时间上推荐采用三餐二点制，也就是每天进食 4~5 次，在正常三餐的基础上增加午点和晚点。

（四）养成良好的饮食习惯

幼儿期是孩子饮食习惯养成的重要时期，应尽量给孩子创造安静、舒适、卫生的饮食环境。使孩子可以专心吃饭。养成不偏食、不挑食、少吃零食、进食时不看书和电视，不吃不干净的食物，餐前便后要洗手的好习惯。

以某一幼儿园大班的孩子为例进行分析。其表现为不爱吃饭、食欲差。通常，别的孩子们都在津津有味地吃着时，唯独这个孩子拿着勺子在盘子里搅来搅去，就是不将饭菜放入口中，还一边嘴里说着"这个胡萝卜我不要吃，这个鸡蛋我也不喜欢吃"之类的话。别的孩子都快吃完了，可她还剩很多，并且东张西望没有一点要吃的意思。如果老师督促她快点吃饭，她就会苦恼并大声说着："我真的是吃不下嘛！"老师再喂她吃一口，她还出现了呕吐的现象。

针对这种情况，教师首先应判断幼儿的生长发育是否正常，是否存在不良的饮食习惯，是否存在营养素缺乏的现象等。需要对幼儿的营养状况进行评价及膳食指导。

第二节　青少年的膳食搭配指导

一、青少年的发育特点及需求

青少年期包括少年期和青春发育期，相当于初中和高中学龄期。青少年时期是人生的第二个生长高峰，身体内分泌活跃，代谢旺盛，研究表明，青春期少年体重平均增加 20~30 千克，身高平均增加 28~30 厘米，有的人还要更多些。在这个阶段各种营养素的供给充足、搭配合理是保证青少年健康快速成长的基础。

（一）青少年的发育特点

青少年体格发育速度加快，尤其是青春期，身高、体重的突发性增长是其主要特征。青春发育期被称为生长发育的第二高峰期。此时期生殖系统发育，第二性征逐渐明显。充足的营养是生长发育、增强体魄、获得知识的物质基础。当营养不良时青春期可推迟 1~2 年。

（二）青少年的需求

（1）能量需求与生长速度成正比。推荐的能量供给为男生 10040~13000 千焦/天，女生 9200~10040 千焦/天。

（2）此期一般增重 30 千克，16% 为蛋白质。蛋白质供能应占总热能的13%~15%，每天 75~85 克。

（3）矿物质及维生素应满足生长发育的需要，钙的适宜摄入量（AI）为 100毫克/天，铁的适宜摄入量（AI）为男 20 毫克/天、女 25 毫克/天，锌的推荐摄入量（RNI）为男 19 毫克/天、女 15.5 毫克/天。

二、膳食营养素参考摄入量

（一）能量

青少年对能量的需要与生长速度是成正比的，生长发育需要的能量为总量供给的 25%~30%，一般来说青少年期的能量需要超过从事体力劳动的成人，推荐的能量供给为每日 2300~2800 千卡。青少年期体重增加约 30 千克，其中 16% 是蛋白质，蛋白质是体重增加的物质基础。青少年摄入蛋白质的目的是合成自身的蛋白质以满足迅速生长发育的需要。因此，蛋白质供能应占总能量供给的 13%～15%，每日为 75～90 克。

（二）矿物质及维生素

为满足骨骼迅速生长发育的需要，青少年每日要储备 200 毫克左右的钙。《中国居民膳食营养素参考摄入量》推荐青少年每日钙的供给量为 1000～1200 毫克。女性青少年膳食铁的推荐摄入量为每日 20 毫克，男性 15 毫克。锌的推荐供给量为每日 15 毫克。维生素 A、维生素 C 的需要量基本和成年人一样。

三、青少年的膳食指南

（1）三餐定时定量，保证吃好早餐，避免盲目节食。一日三餐不规律、不吃早餐的现象在青少年中较为突出，影响他们的营养摄入和健康。三餐定时定量，保证吃好早餐对于青少年的生长发育、学习都非常重要。应在早餐摄入足够的能量，以保证上午的学习活动。午餐既要补充上午的能量消耗，又要为下午的消耗做储备，因此午餐食品要有丰富的蛋白质和脂肪。晚餐不宜食用过多的蛋白质和脂肪，以免引起消化不良和影响睡眠，晚餐以吃五谷类的食品和清淡的蔬菜较适宜。

（2）谷类是青少年膳食中的主食，每天需摄入 400～500 克。

（3）保证足量的动物性食品及豆类食品的供给。每日供给鱼、禽、肉、蛋 200～250 克，奶 300 毫升/天。

（4）保证蔬菜水果的供给，每天蔬菜供给 500 克，其中绿叶蔬菜不低于 300 克。

（5）吃富含铁和维生素 C 的食物。青少年由于生长迅速，铁需要量增加，女孩在月经来潮后的生理性丢失铁，更易发生贫血。即使轻度的缺铁性贫血，也会对青少年的生长发育和健康产生不良影响，为了预防贫血的发生，青少年应注意经常吃含铁丰富的食物和新鲜的蔬菜水果等。

（6）种类齐全，饮食多样。按营养学要求，青少年一日的膳食应该有主食、副食，有荤、有素，尽量做到多样化。根据营养学家建议，在主食中可掺食玉米、小米、荞麦、高粱米、甘薯等杂粮。早餐除吃面粉类点心外，还要坚持饮牛奶或豆浆。

下面以李明的情况作为案例进行分析。

李明，15 岁，男孩，身高 170 厘米，体重 60 千克。通过膳食调查得到李明的一天食谱，具体食谱见表 4-1。

表 4-1　李明一天食谱

餐次	食物名称	原料名称	原料重量/g
早餐	面条	挂面	105
	鸡蛋	鸡蛋	41
	小白菜	小白菜	60
	烹调油	大豆油	10
	盐	食盐	2
午餐	米饭	大米	189
	红烧肉	五花肉	110
	清蒸鱼	草鱼	148
	烹调油	大豆油	20
	盐	食盐	4
晚餐	米饭	大米	140
	辣椒炒肉	辣椒	100
		瘦猪肉	80
	小白菜豆腐汤	小白菜	100
		豆腐	100
	烹调油	大豆油	17
	盐	食盐	4

　　需要判断案例中学龄前儿童或青少年的膳食结构是否合理，有无营养素缺乏的现象，有无不良的饮食习惯等问题。需要对学龄前儿童的营养状况进行评价及膳食指导。

　　每天进行充足的户外运动。青少年每天进行充足的户外运动，能够增强体质和耐力，提高机体各部位的柔韧性和协调性，保持健康体重，预防和控制肥胖，对某些慢性病也有一定的预防作用。户外运动还能接受一定量的紫外线照射，有利于体内维生素 D 的合成，保证骨骼的健康发育。

　　不抽烟、不饮酒。青少年正处于迅速生长发育阶段，身体各系统、器官还未成熟，神经系统、内分泌功能、免疫机能等尚不十分稳定，对外界不利因素和刺激的抵抗能力都比较差，因而抽烟和饮酒对儿童青少年的不利影响远远超过成年人。

第三节　孕妇及哺乳期妇女的膳食搭配指导

　　孕妇是指处于妊娠状态的女性。妊娠是一个过程，这个过程会将一个肉眼看不见的受精卵孕育成一个约 3.2kg 重的新生儿。在这个过程当中，胎儿必须完全依靠母体来获取营养素，这就要求孕妇不仅为了自身健康，还要为了胎儿的正常发育摄入符合生理需要的营养成分，如提供充足的碳水化合物、蛋白质、维生素、矿物质和必需脂肪酸等。

孕期营养不良会对妊娠结果和母体健康造成不利影响。调查表明，孕期营养不良对胎儿的影响主要包括：新生儿低出生体重发病率增加；胎儿先天性畸形发病率增加；围产期婴儿死亡率增加；影响胎儿的体格和智力发育。

可见孕期的合理膳食是保证胎儿和母体健康最基本的前提条件，只有在怀孕期间做到各种营养素的均衡摄入，才能生下健康、聪明的宝宝。

一、孕妇营养需求与参考摄入量

（一）能量

孕期的能量消耗与非孕期相比，增加了母体生殖器官的发育与胎儿的生长发育所需要的能量及母体用于产后泌乳的脂肪储备，因此孕妇每日摄入的能量应该随胎龄的增加而逐渐增加。能量摄入不足会影响胎儿的生长发育，还会影响其他营养素的吸收利用，造成新生儿低体重出生的状况发生。但能量摄入过高会造成孕妇体内脂肪沉积量过高，导致孕期肥胖，孕期肥胖是慢性高血压、糖尿病及妊娠高血压综合征最常见的原因，也有可能增加畸形儿和巨大儿的发生概率。因此孕期应保证正常的体重增加，尽量避免摄入能量密度高的食物，孕中期开始应控制每周的体重增长为 500g 左右。《中国居民膳食营养素参考摄入量》推荐孕中期以后的能量 RNI 在非孕期的基础上增加 200 千卡/天。

（二）蛋白质

从表 4-2 中可以很清晰地看出，孕期蛋白质的摄入量与前三个月的流产率和新生儿的健康率有关。孕妇摄入蛋白质的质量和数量直接影响胎儿的体格和智力发育。妊娠期间与胎儿生长发育相关的蛋白质共需 925 克，全部的蛋白质都需要由母体来提供。考虑到蛋白质的利用率以及个体的吸收差异，WHO 推荐孕期日增加蛋白质的量为 10 克。但是由于我国大部分地区的居民膳食蛋白质的主要来源是粮谷类食品，蛋白质的利用率通常较低，《中国居民膳食营养素参考摄入量》推荐孕早、中、晚期蛋白质的日增加值分别为 0 克、15 克、30 克。

表 4-2　孕期蛋白质射入量与流产率、婴儿健康的关系

蛋白质摄入量/克·天$^{-1}$	生后健壮婴儿率/%	前三个月流产率/%
低于 55	35.7	8.11
56~70	41.6	3.93

蛋白质摄入量/克·天$^{-1}$	生后健壮婴儿率/%	前三个月流产率/%
71~85	63.9	1.26
高于85	72.9	0.00

(三) 脂类

脂类作为一种人体必需的营养素，在胎儿的生长发育过程中起着至关重要的作用，研究表明必需脂肪酸 ARA、DHA 是参与细胞膜和线粒体合成磷脂的重要组成部分，也是婴儿神经系统发育和神经髓鞘形成必需的物质，必需脂肪酸摄入不足会影响胎儿的智力发育。必需脂肪酸不能由人体自身合成，必须从食物当中摄取，n-3 系的多不饱和脂肪酸 DHA 的母体是亚麻酸，亚麻酸仅存在于大豆油、亚麻籽油、低芥酸菜籽油等少数的油种中。n-6 系多不饱和脂肪酸 ARA 的母体是亚油酸，亚油酸几乎存在于所有的植物油当中。此外，整个孕期需要增加 3~4 千克的脂肪储备以备产后泌乳。

《中国居民膳食营养素参考摄入量》建议孕期膳食脂肪供能应占总能量的 20%~30%，其中饱和脂肪酸、单不饱和脂肪酸、多不饱和脂肪酸分别小于 10%、10%、10%。动物脂肪与植物脂肪的比例可按 1：4~1：3 搭配，但油脂在总热量中的百分比不宜高于 30%，以免超重甚至肥胖。

(四) 矿物质

根据调查显示，我国绝大部分孕期妇女钙的摄入量不足。钙缺乏在孕妇中相当普遍。我国孕妇每日所摄入的钙平均在 400~600 毫克，农村孕妇更低些。孕期钙摄入不足容易使母体的骨密度降低，增加母体患骨质疏松症等疾病的风险。对胎儿而言，也会增加新生儿患佝偻病的风险。

一个成熟胎儿的体钙大约为 30 克，再加上维持母体钙代谢平衡所需要的量大约为 300 毫克/天，考虑到食物中钙的吸收率约为 30%，《中国居民膳食营养素参考摄入量》推荐孕中期钙的摄入量为 1000 毫克/天、孕晚期钙的摄入量为 1000 毫克/天。摄入钙过多会导致孕妇便秘，影响对其他营养素的吸收，所以钙的 UL 值为 2000 毫克/天。

(五) 铁

铁缺乏在婴幼儿、青春期少年和孕妇中较为常见，我国中、晚期孕妇贫血患病率高达 50%。研究表明，孕妇缺铁与新生儿低出生体重和早产有关。

在整个孕期，胎儿生长发育需铁约 300 毫克，胎盘需铁约 50 毫克，孕妇自身血容量增量需铁约 450 毫克，连同日常丢失铁约 200 毫克，即妊娠期总共需铁约 1000 毫克，因此，应鼓励孕妇多吃含铁高的食品《中国居民膳食营养素参考摄入量》推荐孕妇每天铁的 *AI* 为 25 毫克，*UL* 为 60 毫克。

（六）锌

孕妇锌缺乏可影响胎儿的正常脑发育，使胚胎畸形，生长发育迟缓，甚至导致生长停滞以及新生儿低出生体重等。由于我国膳食结构以植物性食物为主，含锌较少，其组成成分中还含有大量的植酸、草酸、纤维素及若干铁、钙、镉等，这些都是抑制锌吸收和锌生物利用率的重要因素，所以孕期缺锌的状况在我国也比较常见。研究表明，妊娠期间停留在母体以及胎儿体内的锌的总量约为 100 毫克，考虑到食物当中锌的吸收率为 20%，《中国居民膳食营养素参考摄入量》推荐孕妇孕中、后期每天锌的 *RNI* 为 16.5 毫克，*UL* 值为 35 毫克。

（七）碘

碘对孕妇和胎儿极其重要，碘缺乏会导致孕妇甲状腺激素合成减少，甲状腺功能减退，降低母体的新陈代谢，减少母体对胎儿营养素的提供。孕妇缺碘还会导致胎儿的甲状腺激素合成不足，从而引起胎儿生长发育迟缓，智力低下。《中国居民膳食营养素参考摄入量》推荐孕妇每天碘的 *RNI* 为 200 微克，*UL* 为 1000 微克。

（八）维生素

1. 维生素 A

孕妇尤其是晚期孕妇体内维生素 A 的储备量直接关系到胎儿维生素 A 的储存及胎儿出生后的健康，也与产后泌乳有关。在发展中国家约有 50% 的孕妇维生素 A 摄入不足。我国孕妇尤其是孕后期维生素 A 缺乏的现象也比较普遍，应多摄入富含维生素 A 的食品以及富含胡萝卜素的橙黄、深绿色蔬菜、水果。但维生素 A 摄入不能过多，摄入大量的维生素 A 制剂也会导致胎儿中毒。《中国居民膳食营养素参考摄入量》推荐孕妇孕中、晚期每天维生素 A 的 *RNI* 为 900 微克，*UL* 值为 2400 微克。

2. 维生素 D

孕妇维生素 D 缺乏会导致母体与胎儿的钙代谢紊乱，引发包括新生儿低钙血症、婴儿牙釉质发育不良以及母体抽筋、骨质软化症等疾病。大部分食物中维生素 D 的含量有限，但是维生素 D 可以经由紫外线在皮下合成。在我国一些北方地区，冬季光照时间短，紫外线强度不高，很容易造成孕妇维生素 D 的缺乏，应注意补充维生素 D。《中国居民膳食营养素参考摄入量》推荐孕妇每天维生素 D 的 *RNI* 为 10 微克，*UL* 值为 20 微克。

3. 维生素 B_1

维生素 B_1 的缺乏会影响孕妇正常的肠道功能，使早孕反应加重，引起孕妇营养不良，所以在计划怀孕的阶段就应该注意维生素 B_1 的摄入。《中国居民膳食营养素参考摄入量》推荐孕妇每天维生素 B_1 的 *RNI* 为 1.5 毫克。

4. 维生素 B_6

维生素 B_6 可以有效减缓早孕反应，防止妊高征的发生。《中国居民膳食营养素参考摄入量》推荐孕妇每天维生素 B_6 的 *AI* 为 1.9 毫克。

5. 叶酸

叶酸缺乏对妊娠结局的影响包括新生儿神经管畸形、低出生体重和早产。叶酸缺乏还可以引发孕妇营养性巨幼红细胞性贫血。我国每年都有 8 万~10 万名神经管畸形的新生儿，其中北方高于南方，农村高于城市，夏秋季节出生的婴儿高于冬春季节出生的婴儿。神经管形成于胚胎发育的早期，所以孕妇对叶酸的补充要从计划怀孕开始。《中国居民膳食营养素参考摄入量》推荐孕妇每天叶酸的 *RNI* 为 600 微克。各种营养素的食物来源见表 4-3。

表 4-3　各种营养素的食物来源

营养素	主要来源
热能	55%~65%来自碳水化合物、20%~30%来自脂肪、10%~15%来自蛋白质
蛋白质	粮谷类、肉类、鱼类、蛋、豆类、奶类
脂类	各类植物油
钙	奶类、虾皮、豆类、芝麻酱、骨粉等
铁	肝脏、动物血、蛋黄、蔬菜、豆类，孕期膳食铁不能满足需要时，可以适当补充铁制剂
锌	贝类、豆类、肉类和动物内脏、谷类等
碘	食盐、海带、紫菜等海产食物
营养素	主要来源
维生素 A	动物肝脏、鱼肝油、鱼卵、全奶、奶油、禽蛋等
维生素 D	鱼肝油、日光照射、孕期宜补充维生素 D 制剂
叶酸	内脏类、绿叶蔬菜、水果、酵母、鸡蛋、肉类等
维生素 B_1	粗粮、豆类、肉类、干果及硬果、动物内脏等
维生素 B_6	豆类、动物内脏、鱼类、蛋类等

二、孕妇膳食指南

整个孕期分为孕早期（1~3个月）、孕中期（4~6个月）、孕晚期（6~9个月），孕期每个阶段对营养素的需求有所不同，以下针对每个阶段给出具体的营养指导。

（一）孕早期的营养与膳食指导

膳食要点：叶酸的补充，减缓早孕反应的症状，避免营养不良。

（1）可以根据孕妇的喜好，选择孕妇想吃的食物。

（2）尽量选择容易消化的食物。

（3）少吃多餐，想吃就吃。

（4）当早孕反应使孕妇完全不能进食时，应当每天静脉补充至少150克葡萄糖。

（5）避免体内酮体的产生。

（6）计划怀孕时就应该开始按规定补充叶酸。

（二）孕中期的营养与膳食指导

膳食要点：注意能量的补充，注意铁的补充，保证优质蛋白的摄入。

（1）孕中期开始胎儿生长逐渐加快，母体的子宫、胎盘也渐渐增大，所以母体应保证充足的能量摄入。

（2）孕中期开始胎儿的红细胞数量迅速增加，孕妇应每周进食一次动物血或动物内脏以保证铁的摄入。

（3）每日吃豆制品50~100克；鱼、禽、瘦肉交替选用约150克；鸡蛋1个以保证优质蛋白的摄入。

（4）每日补充牛奶或酸奶250克。

（5）每周进食一次海产品。

（6）每日进食蔬菜500克、水果200克。

（三）孕晚期的营养与膳食指导

膳食要点：补充长链多不饱和脂肪酸，注意钙的摄入，保证适宜的体重增长。

（1）每周3次鱼类（至少1次是海鱼），以保证长链多不饱和脂肪酸的摄入。

（2）每日饮奶至少250毫升，并同时补充300毫升钙制剂。

（3）保证优质蛋白的摄入（鱼、禽、瘦肉每日合计250克）。

（4）每日 1 个鸡蛋。

（5）每周进食 1 次动物内脏、1 次动物血。

（6）保证粮谷类与豆制品的摄入量。

产后，哺乳期妇女一方面要逐步补偿妊娠和分娩时消耗的营养储备，促进身体器官和各系统功能的恢复；另一方面要分泌乳汁哺育婴儿，因此哺乳期妇女需要的能量及营养素要高于一般的妇女。哺乳期妇女的营养是乳汁分泌的物质基础，哺乳期妇女的膳食是哺乳期妇女营养的来源与保证。母体内的营养不均衡或营养缺乏会严重影响母体的自身健康以及乳汁的质与量，对婴儿及哺乳期妇女本身造成极大的危害。

三、哺乳期妇女的营养需求与参考摄入量

（一）能量

每升乳汁含热量 700 千卡，哺乳期妇女膳食热能转化为乳汁热能的转化率为 80%，加上哺乳期妇女的基础代谢率比非哺乳期妇女高 20%，相当于增加热能消耗 250~300 千卡，故合成 1 升乳汁需热能 90 千卡左右。产后母乳的每日产乳量在 750~850 毫升，这就需要哺乳期妇女在非孕龄需能的基础上每日增加 675 千卡的热量，其中的 1/3 由产前的脂肪储备提供，剩余的 2/3 由哺乳期妇女的日常膳食提供。《中国居民膳食营养素参考摄入量》推荐哺乳期妇女能量 RNI 是在非孕龄妇女的基础上每日增加 500 千卡。其中碳水化合物供能 55%~60%、脂肪供能 20%~30%、蛋白质供能 13%~15%。

（二）蛋白质

根据劳动强度不同，中国营养学会推荐成年女性蛋白质的需要量为 70~90 克/天，而母乳中蛋白质的平均含量为 12 克/升，正常情况下母乳的每日泌乳量为 800 毫升左右，大概含蛋白质 9 克，考虑到膳食蛋白质转变乳汁蛋白质转换率为 70%，故需消耗膳食蛋白质 13 克。但因为中国膳食蛋白质主要来源是粮谷类食品，转化为乳汁蛋白的效率不高，所以《中国居民膳食营养素参考摄入量》推荐哺乳期妇女蛋白质供给量较非孕妇女每日增加 25 克，并尽量选用优质蛋白。

（三）脂肪

母乳中的脂肪含量与膳食中的脂肪摄入量有关，而脂类与婴儿的生长发育密切相关，尤其是其中的不饱和脂肪酸 DHA、ARA 是合成磷脂的基础物质，直接关系到婴儿的智力与中枢神经系统的发育。因此，哺乳期妇女膳食中必须有适量脂肪。《中国居民膳食营养素参考摄入量》推荐哺乳期妇女脂肪供能占总能量的 20%~30%。

（四）矿物质

1. 钙

无论哺乳期妇女膳食中的钙摄入是否充足，乳汁中钙的含量都基本稳定，所以正常情况下母乳喂养的婴儿不会缺钙，但是如果哺乳期膳食钙摄入量不足，会导致母体骨钙流失而引发相关疾病，并增加以后骨质疏松症的患病概率。

正常母乳中的钙含量约为 34 毫克/（100 毫升），考虑到钙在人体内的吸收效率以及转化为乳汁当中的钙的能力，《中国居民膳食营养素参考摄入量》推荐哺乳期妇女每日钙的摄入量 *AI* 为 1000 毫克，*UL* 为每日 2000 毫克。

2. 铁

铁很难通过乳腺进入乳汁，一般情况下哺乳期妇女也没有经期失血的情况，但是哺乳期妇女仍然需要注意铁的补充，因为孕期妇女会丢失大量的铁（胎儿的铁储备和产时出血），易患缺铁性贫血，所以在哺乳期要注意多吃富含铁的食品，也可以在医生的指导下补充一些铁制剂来预防缺铁性贫血。《中国居民膳食营养素参考摄入量》推荐哺乳期妇女铁的 *AI* 为每日 25 毫克，*UL* 为每日 50 毫克。

（五）维生素

1. 维生素 A

维生素 A 在婴儿体内的水平直接影响胎儿的生长发育和健康状况，维生素 A 可以通过胎盘进入乳汁中，所以哺乳期妇女膳食中的维生素 A 含量会直接影响乳汁当中维生素 A 的含量，哺乳期妇女应多食富含维生素 A 的食物，但是维生素 A 为脂溶性维生素，容易在体内富集而产生毒性，最好不要大量使用维生素 A 制剂或遵医嘱使用。

《中国居民膳食营养素参考摄入量》推荐哺乳期妇女维生素 A 的 *RNI* 为每日 1300 微克，*UL* 为每日 3000 微克。

2. 维生素 D

维生素 D 几乎不能通过乳腺进入乳汁，乳汁当中维生素 D 的含量很低，但是由于天然食物当中维生素 D 的含量普遍不高，所以哺乳期的妇女很容易缺乏维生素 D。建议哺乳期妇女应该多做户外运动来补充维生素 D，以免发生由于维生素 D 缺乏导致的缺钙现象。在中国北方一些日照时间短、紫外线强度不高的地区，哺乳期妇女可以适当补充维生素 D 制剂，避免维生素 D 的缺乏。《中国居民膳食营养素参考摄入量》推荐哺乳期妇女维生素 D 的 *RNI* 为每日 10 微克，*UL* 为每日 50 微克。

3. 水溶性维生素

水溶性维生素大部分可以通过乳腺进入乳汁。研究表明，维生素 B_1 可以改善哺乳期妇女的食欲并促进乳汁分泌，可以有效预防婴儿维生素 B_1 缺乏症。《中国居民膳食营养素参考摄入量》推荐哺乳期妇女维生素 B_1 的 *RNI* 为每日 1.5 毫克，维生素 B_2 的 *RNI* 为每日 1.5 毫克，维生素 C 的 *RNI* 为每日 150 毫克，维生素 C 的 *UL* 为每日 1000 毫克。

四、哺乳期妇女膳食指南

整个哺乳阶段分为产褥期（产后前 1 个月）和哺乳期，《中国居民膳食指南》指出每阶段的膳食要点不同，应该有区别地做好膳食指导。

（一）产褥期膳食

孕妇正常分娩以后身体虚弱，失血过多，可能出现肛门括约肌撕裂的情况，在这个阶段应该注意产妇营养物质的补充，但是为了避免肛门括约肌再次撕裂，在术后 24 小时以内应给予流质或半流质食物（忌用胀气食品），之后再给予普通食品。

产妇出院以后家人应该注意产妇身体的恢复，多吃富含铁、优质蛋白的食品，比如鸡蛋、鱼、禽、瘦肉等动物性食品可以加速产妇的身体恢复和伤口愈合，但是也不能只强调动物性食品的摄入而忽视了植物性食品，否则容易由于缺乏维生素 C 和膳食纤维而引起便秘等症状。

（二）哺乳期膳食要点

1. 食物种类齐全

食物种类齐全是哺乳期膳食最基本的要求，只有哺乳期妇女膳食种类齐全才能保证乳汁当中营养素种类齐全，哺乳期妇女挑食会造成乳汁中营养素种类不全，乳汁质量下降。比如现代人很少吃粗粮，而粗粮当中含有很丰富的营养物质，应该跟细粮混合食用。

2. 保证充足且优质蛋白的摄入

动物性食品可以提高优质蛋白，如果经济条件有限，可以多食大豆及其制品来提供优质蛋白，推荐每天食用 200～250 克。

3. 多吃含钙高的食品

哺乳期的妇女很容易缺钙，增加日后患骨质疏松症的概率，所以哺乳期的妇女应注意钙的摄入。乳类及其制品钙的含量高，吸收效果好，哺乳期妇女应该每天坚持喝 300 毫升牛奶或其制品。此外，虾皮、豆制品、小鱼等也可以提供一定数量的钙质。

4. 多吃含铁高的食品

铁虽然不能通过乳腺进入乳汁，但是哺乳期的妇女仍然要注意铁的摄入，以补偿孕期铁的损失，避免缺铁性贫血。

5. 多吃新鲜的蔬菜水果

新鲜的蔬菜水果可以补充丰富的维生素，对于哺乳期妇女十分重要。

6. 注意使用正确的烹调方法

哺乳期妇女建议使用煮、炖等烹调方法，这样做，不但可以最大限度地保证营养素不流失，还可以有很多的汤汁，有利于下奶。尽量不要使用煎烤、油炸的方法烹调食物，尽量避免辛辣、刺激性的食物。

第四节　老年人的膳食搭配指导

随着社会和经济的发展，世界人口老龄化问题已日趋明显，我国也将进入老龄化社会。

老年人的生理功能和代谢已经明显不同于成年人，对许多慢性病和非传染性疾病的敏感性增加。合理营养是老年人保健、延缓衰老、防治各种慢性病、提高生命质量的必要条件。

一、老年人的生理代谢特点

（一）代谢功能降低

老年人与中年人相比，其代谢功能降低 15%～20%。这与代谢速率减慢、代谢量减少有关。再者老年人的合成代谢降低，分解代谢增高，合成与分解代谢失去平衡，会引起细胞功能下降。

（二）机体成分改变

老年人体内的脂肪组织会随年龄的增长而增长，脂肪以外的组织则随年龄增长而减少，具体表现为：细胞量下降，突出表现为肌肉组织的重量减少，肌肉出现萎缩变形的现象。身体水分减少，骨组织矿物质减少，尤其是钙减少，可导致骨密度降低，易发生骨质疏松症及骨折。

（三）器官功能改变

器官功能改变首先表现为消化系统，老年人的消化液、消化酶及胃酸分泌量均减少，胃扩张能力减弱，肠蠕动及排空速度减慢，影响正常的消化功能，易发生便秘；器官功能改变，表现为心脏功能降低，心率减慢，心搏输出量减少，导致血管逐渐硬化；器官功能改变还会致使老年人的脑功能、肾功能及肝代谢能力随年龄增高而有不同程度的下降。

二、老年人营养素参考摄入量

（一）能量

老年人基础代谢比青壮年时期下降 10%~20%，加上日常活动量减少，因而总能量摄入不宜过多，否则容易由于能量摄入超过消耗而引起超重、肥胖，而肥胖是很多慢性疾病的致病因素。除了限制总能量摄入以外，老年人还要经常做适量的活动。运动量、运动方式及时间要因人而异，以达到能量平衡，维持适宜的体重。《中国居民膳食营养素参考摄入量》推荐老年人每日摄入能量为：男性1900 千卡，女性 1800 千卡。

（二）蛋白质

蛋白质是人体正常生命活动的第一要素，老年人体内的蛋白质分解代谢往往高于合成代谢，因此对蛋白质的需求量更多，尤其是对蛋氨酸、赖氨酸的需求。《中国居民膳食营养素参考摄入量》推荐老年人每日摄入蛋白质的 *RNI* 为男性 75克，女性 65 克，其中优质蛋白的摄入量要在一半以上。蛋白质提供的能量要占总能量的 12%~18%，这个比例高于成人，所以老年人更应该注意优质蛋白的摄入。但是富含优质蛋白的鱼、肉、蛋、奶内的脂肪酸往往以饱和脂肪酸为主，而且脂肪含量偏高，故容易造成老年人心脑血管的负担。专家推荐老年人应善于吃豆类食品，大豆及其制品中蛋白质含量平均能达到 30%左右，杂豆类食品平均也能达到 20%，并且杂豆当中的脂肪含量只有 1%，很适合老年人食用。

（三）脂类

脂类是一种人体必需的营养素，有给机体提供各种必需脂肪酸，构成机体组织、维持体温，增进食欲等功能。但是由于老年人消化脂肪的能力下降，体内脂肪分解代谢迟缓，不宜采用高脂肪、高胆固醇膳食。《中国居民膳食营养素参考摄入量》推荐老年人每日摄入的脂肪供能占全日总能量的 20%～30%，大约为 450 千卡，并应减少动物脂肪的摄入，饱和脂肪酸、单不饱和脂肪酸与多不饱和脂肪酸的比例以 1∶1∶1 为宜。食物中的胆固醇每天摄入量不应超过 300 毫克。

（四）碳水化合物

碳水化合物是老年人膳食能量的主要来源，占膳食总能量的 50%～60%。老年人脂肪摄入量减少，相应的碳水化合物的摄入量增加。碳水化合物摄入应以多糖为主，减少蔗糖的摄入量。谷类、薯类在提供多糖的同时还能提供蛋白质、膳食纤维、矿物质及 B 族维生素，老年人应多食谷薯类食物，还可因地制宜地选择食粗、杂粮，做到粗细搭配。

（五）矿物质

1. 钙

老年人日常膳食中最容易因摄入不足而缺乏的微量元素就是钙。老年人对钙的吸收能力下降，吸收率一般只有 20%左右。钙的吸收不足会使老年人呈现钙的负平衡，体力活动减少又会增加骨钙的流失，以至于在老年人中骨质疏松症患者很常见，尤其是老年妇女。《中国居民膳食营养素参考摄入量》推荐老年人每日钙的摄入量 RNI 为 800～1000 毫克，UL 为 2000 毫克。

2. 铁

研究显示，老年人群中易出现缺铁性贫血，原因是老年人对铁的吸收能力下降，造血功能减退，还可能与蛋白质合成减少，维生素 B_6、维生素 B_{12}、叶酸缺乏有关系，故老年人群要保持铁的摄入量充足。《中国居民膳食营养素参考摄入量》推荐老年人每日铁的摄入量 RNI 为 12 毫克。维生素 C 和一些单糖有促进非血红素铁吸收的作用。

（六）维生素

1. 维生素 A

维生素 A 的主要生理功能是维持正常视力，维持上皮组织健康和增强免疫功能。老年人由于食量减少、生理功能减退，易出现维生素 A 缺乏的现象。因此，饮食中除部分维生素 A 由动物性食品提供外，还应多食用黄、绿色蔬菜来提供丰富的胡萝卜素。《中国居民膳食营养素参考摄入量》推荐老年人每日维生素 A 的摄入量 RNI 为 800 微克。

2. 维生素 D

维生素 D 有利于钙的吸收和骨质钙化，并能维持正常的血钙平衡。老年人因户外活动减少，体内合成维生素 D 的量相应减少，且肝肾功能减退，易出现维生素 D 缺乏的现象，直接影响钙、磷的吸收及骨骼矿物化，导致钙缺乏，出现腰腿疼痛及骨质疏松。《中国居民膳食营养素参考摄入量》推荐老年人每日维生素 D 的摄入量 *RNI* 为 10 微克，高于正常成年人。维生素 D 主要存在于海水鱼、肝、蛋黄等动物性食物及鱼肝油制剂中。

3. 维生素 C

维生素 C 可促进组织胶原蛋白合成，保持毛细血管弹性，减少脆性，防止老年血管硬化，并可扩张冠状动脉，降低血浆胆固醇浓度及增强机体免疫等。同时维生素 C 又有抗氧化作用，可防止自由基损害。因此，老年人饮食应充分供应维生素 C。《中国居民膳食营养素参考摄入量》推荐老年人每日维生素 C 的摄入量 *RNI* 为 130 毫克，高于正常成年人。维生素 C 主要存在于新鲜的蔬菜和水果中。

三、老年人膳食指南

(一) 三多三少、平衡膳食

"三多"指优质蛋白、维生素和膳食纤维宜多。"三少"指脂肪、糖和食盐要少。具体地说，就是适当食用富含优质蛋白质的鱼、禽肉、奶、豆制品，多吃绿色蔬菜、水果和粗杂粮，少吃甜食、动物脂肪，饮食宜清淡少盐，每日钠盐的摄入量要控制在 5g 以内。

(二) 粗细间隔、荤素搭配

一般而言，细粮的消化吸收率要高于粗粮，而粗粮中维生素、矿物质、膳食纤维的量又比细粮多。荤菜中的优质蛋白质、动物脂肪、维生素 A、维生素 D 的含量较多，而素菜中的 B 族维生素和维生素 C 较多，其中大量的膳食纤维更能预防老年人便秘。所以老年人膳食要做到粗细搭配、荤素搭配，合理膳食。

(三) 合理烹饪、饮食有节

烹饪就是加热，其目的是把经过洗切的各种原料加热变成人们食用的熟食，使食材当中的某些营养素更利于身体的吸收。在烹饪过程当中应选用合理的烹饪方式，尽量避免营养素的流失，例如：米不宜多次淘洗，以免水溶性维生素流失；做主食忌加苏打或碱，以免破坏粮食中的维生素，米面加工多用蒸、煮、炖的方式，以减少营养素的丢失。

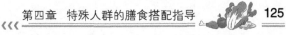

（四）多食瓜果、适当进补

瓜果酸甜可口，水分充足，营养丰富，是人人都喜爱的食品。老年人一般食欲不振，消化功能减退，容易缺乏水分，且无机盐和维生素的需要量相对增多，这些问题最宜由瓜果协助解决。另外，老年人营养素储备减少，组织器官功能减退，抗病力减弱，因此，适当补充一些具有增强抵抗力的补品可以有效预防老年人疾病，提高老年人的生活质量。

第五章

食品安全的影响因素 ‹‹‹

第一节　生物性危害因素

影响食品安全的主要因素包括生物因素、化学因素和物理因素，其中生物因素包括细菌、真菌、病毒、寄生虫等；化学因素包括农药、兽药、食品添加剂、有机污染物等；物理因素为食品中出现的非食品类物质，如铁屑、毛发等。

一、生物性危害

食品在种植、生产、加工、包装、储运、销售、烹饪的各个环节中，都可能被外来的生物性有害物质混入、残留或产生新的生物有害物质，对人体健康产生危害，此称为生物性食品安全危害。生物性食品安全危害的主要问题是导致食源性疾病。凡是通过摄食进入人体，使人患感染性或中毒性疾病的病原体，统称为食源性疾病。引起食源性疾病暴发的因素主要有微生物、化学物、动植物等，大多数食源性疾病是由细菌、病毒、蠕虫和真菌引起的。

食物中毒的种类很多，按引起中毒的原因可分为感染型食物中毒、毒素型食物中毒、混合型食物中毒和过敏型食物中毒。感染型食物中毒是由于人们食用了含大量病原菌的食物引起消化道感染造成的中毒；毒素型食物中毒是由于人们食用因细菌大量繁殖产生毒素的食物造成的中毒；混合型食物中毒是由毒素型和感染型两种协同作用引起的中毒；过敏型食物中毒是由于食入细菌分解组氨酸产生的组胺引起过敏的中毒。根据食物中毒的症状可分为胃肠型食物中毒和神经型食物中毒。胃肠型食物中毒在临床上较常见，其特点是潜伏期短，集体发病，大多数伴有恶心、呕吐、腹痛、腹泻等急性胃肠炎症状。引起胃肠型食物中毒的细菌很多，常见的有沙门菌属、副溶血性弧菌、变形杆菌、致病性大肠杆菌、蜡样芽孢杆菌、李斯特菌、空肠弯曲杆菌及金黄色葡萄球菌等。神经型食物中毒主要是肉毒梭菌毒素中毒，能引起眼肌或咽部肌肉麻痹，重症者还可影响颅神经，若抢救不及时，可引起死亡且死亡率很高。

（一）细菌

细菌是污染食品和引起食品腐败变质的主要微生物类群，因此多数食品卫生的微生物学标准都是针对细菌制定的。食品中细菌来自内源和外源的污染，食品中存活的细菌只是自然界细菌中的一部分。这部分在食品中常见的细菌在食品卫生学上被称为食品细菌。食品细菌包括致病菌、相对致病菌和非致病菌，有些致病菌还是引起食物中毒的原因。它们既是评价食品卫生质量的重要指标，也是食品腐败变质的主要原因之一，细菌性食物中毒占食物中毒的70%以上。主要引起细菌性中毒的微生物包括沙门菌属、大肠埃希杆菌、葡萄球菌、副溶血性弧菌、肉毒梭菌、蜡样芽孢杆菌、产气荚膜梭菌、李斯特菌属、炭疽杆菌等。

（二）真菌

真菌是一类有细胞壁，不含叶绿素，无根叶茎，以腐生或寄生方式生存，能进行有性或无性繁殖的微生物。真菌广泛存在于自然界，种类繁多，数量庞大，与人类关系十分密切，大多数对人体有益无害；但有些真菌因能够产生真菌毒素，对人类有害。

真菌在自然界分布很广，同时由于其可形成各种微小的孢子，因而很容易污染食品。真菌污染食品后不仅可造成腐败变质，有些真菌还可产生毒素，造成真菌毒素中毒。真菌毒素是真菌产毒菌株污染食品后产生的一种有毒的次生代谢产物，一般分为霉菌毒素（mycotoxins）和蘑菇毒素（mushroom toxins）两类。食品受真菌和真菌毒素的污染非常普遍，当人类进食被真菌毒素污染的食品后，能使健康受到直接损害。真菌毒素是一种结构复杂的化合物，由于种类、剂量的不同，造成人体危害的表现也是多样的，可以是急性中毒，也可表现为肝脏中毒、肾脏中毒、神经中毒等慢性中毒。真菌毒素通常具有耐高温、无抗原性、主要侵害实质器官的特性，而且真菌毒素多数还具有致癌作用。真菌毒素的作用包括减少细胞分裂，抑制蛋白质合成和DNA复制，抑制DNA和组蛋白形成复合物，影响核酸合成，降低免疫应答等。根据真菌毒素作用的靶器官，可将其分为肝脏毒、肾脏毒、神经毒、光过敏性皮炎等。人和动物一次性摄入含大量真菌毒素的食物常会发生急性中毒，而长期摄入含少量真菌毒素的食物则会导致慢性中毒和癌症。因此，粮食及食品由于霉变不仅会造成经济损失，有些还会因误食引起人畜急性或慢性中毒，甚至导致癌症。

目前，已知可污染粮食及食品并发现具有产毒能力的真菌有以下属种。

1. 曲霉属

曲霉具有发达的菌丝体，菌丝有隔膜，为多细胞，在自然界分布极为广泛，对有机质分解能力很强。曲霉属中有些品种，如黑曲霉等被广泛用于食品工业。同时，曲霉也是重要的食品污染霉菌，可导致食品发生腐败变质，有些还产生毒素。曲霉属中可产生毒素的有黄曲霉、赫曲霉、杂色曲霉、烟曲霉、构巢曲霉和寄生曲霉等。

2. 青霉属

青霉的菌丝体无色或浅色，多分枝并具横隔。青霉分布广泛，种类很多，经常存在于土壤、粮食及果蔬上。有些种具有很高的经济价值，能产生多种酶及有机酸；还有一些青霉可引起水果、蔬菜、谷物及食品的腐败变质，有些种及菌株同时可产生毒素。例如岛青霉、橘青霉、黄绿青霉等。

3. 镰刀菌属

该属的气生菌丝发达或不发达，分生孢子分大小两种类型，形态多样，如镰刀形、纺锤形、卵形、椭圆形等。镰刀菌属包括的种很多，其中大部分是植物的病原菌，并能产生毒素，如禾谷镰刀菌、三线镰刀菌、玉米赤霉菌等。

4. 交链孢霉属

菌丝有横隔，匍匐生长，分生孢子梗较短，单生或成丛，大多不分枝，常数个连接成链。交链孢霉广泛分布于土壤和空气中，有些是植物病原菌，可引起果蔬的腐败变质，产生毒素。

5. 其他属

如粉红单端孢霉、木霉属、漆斑菌属、黑色葡萄穗霉等。

真菌毒素以黄曲霉毒素危害较大。黄曲霉毒素是由黄曲霉和寄生曲霉中产毒菌株产生的有毒代谢产物。黄曲霉毒素中毒是人畜共患疾病之一。20世纪50年代末在英国发生了10万只火鸡死亡事件，时称"火鸡X病"。研究发现是由于火鸡饲料花生粉中含有一种荧光物质，该物质为黄曲霉的代谢产物，是导致火鸡死亡的病因，故命名为黄曲霉毒素。

其他毒素还包括展青霉毒素、赭曲霉毒素、杂色曲霉毒素、伏马菌素、棒曲霉毒素、单端孢霉烯族化合物等。

（三）寄生虫

寄生虫是指营寄生生活的动物，其中通过食品感染人体的寄生虫称为食源性寄生虫，主要包括原虫、节肢动物、吸虫、绦虫和线虫，其中后三者统称为蠕虫。寄生虫通过多种途径污染食品和饮用水经口进入人体，引起人的食源性寄生虫病的发生和流行，特别是能在脊椎动物与人之间自然传播和感染人畜共患寄生虫病，对人类健康危害很大。

食物在环境中有可能被寄生虫和寄生虫卵污染，例如某些水果、蔬菜的外表面可被钩虫及其虫卵污染，食之可引起钩虫在人体寄生；猪、牛等家畜体内有时寄生有绦虫，人食用了带有绦虫包囊的肉，可染上绦虫病；某些水产品是肝吸虫等寄生虫的中间宿主，食用这些带有寄生虫的水产品也可造成食源性寄生虫病。食源性寄生虫病是由摄入含有寄生虫幼虫或虫卵的生的或未经彻底加热的食品引起的一类疾病，严重危害人类的健康和生命安全。

1. 寄主虫分类

（1）肉源性寄生虫。旋毛虫、猪（牛）/囊尾蚴、肝片形吸虫、弓形虫、住肉孢子虫、细粒棘球蚴等常寄生于畜肉中，吃生的或通过烧、烤、涮等方法吃带着血丝未煮熟的猪、牛、羊、鸡、鸭、兔肉和野生动物易感染肉源性寄生虫病。

（2）水生动物源性寄生虫。某些水生动物，如养殖淡水鱼、贝类、泥鳅、虾、蟹、蝲蛄、螺类可分别传播华支睾吸虫、卫氏并殖吸虫、棘颚口线虫、猫后睾吸虫、无饰线虫、横川后殖吸虫、阔节裂头绦虫、广州管圆线虫等；海产品，如鳕鱼、鲐鲅鱼携带异尖线虫。到目前为止，已知30余种食源性寄生虫病的感染与进食生的（如生鱼片、鱼生粥、醉虾蟹和螺、蝲蛄酱等）或未经彻底加热的上述水生动物有关。特别是有吃"生鱼"习惯的地区，发病率的上升幅度更大。

（3）水生植物源性寄生虫。如姜片虫常寄生于菱角、荸荠、茭白、藕等水生植物的表面，人类生食或进食未彻底加热的上述植物可感染。

（4）蔬菜水果源性寄生虫。由于广大农村地区用新鲜粪便施肥，使蔬菜、水果（如草莓等）成为寄生虫（尤其是土源性寄生虫）传播的主要途径。如感染性蛔虫卵、鞭虫卵、猪带绦虫卵和钩虫的感染期幼虫以及原有包囊等，皆可以由食用未洗净或未煮熟的蔬菜而传播。

2. 人体寄主虫病常见的传播途径

（1）经水传播。不少寄生虫是经水进入人体的。水源如被某些寄生虫的感染期虫卵或幼虫污染，人可因饮水或接触疫水而感染，如饮用含血吸虫尾蚴的疫水可感染血吸虫。经饮水传播的寄生虫病具有病例分布与供水范围一致，不同年龄、性别、职业者均可发病等特点。

（2）经食物传播。我国不少地区均以人粪作为肥料，粪便中的感染期虫卵污染蔬菜、水果等是常见的传播途径。因此生食蔬菜或未洗净、削皮的水果，生食鱼、肉等食品常成为某些寄生虫病传播的重要方式。如生食或半生食含感染期幼虫的猪肉可感染猪带绦虫、旋毛虫。

（3）经土壤传播。有些直接发育型的线虫、如蛔虫、鞭虫、钩虫等的卵需在土壤中发育为感染性卵或幼虫，当人体接触土壤时可能被感染。有的寄生虫卵对外界环境有很强的抵抗力，如蛔虫卵能在浅层土壤中生存数年。

（4）经空气（飞沫）传播。有些寄生虫的感染期卵可借助空气或飞沫传播，如蛲虫卵可在空气中飘浮，并可随呼吸进入人体而引起感染。

（5）经节肢动物传播某些节肢动物在寄生虫病传播中起着特殊而重要的作用，如蚊传播疟疾和丝虫病，白蛉传播黑热病等。

（6）经人体直接传播。有些寄生虫可通过人与人之间的直接接触而传播，如疥螨可由直接接触患者皮肤而传播。寄生虫进入人体的常见途径有以下几种：

1）经口感染，如蛔虫、鞭虫、蛲虫等。

2）经皮肤感染，如钩虫、血吸虫等。

3）经胎盘感染，如弓形虫、疟原虫等。

4）经呼吸道感染，如蛲虫、棘阿米巴等。

5）经输血感染，如疟原虫等。

（四）病毒

病毒是一类体积很小的非细胞型微生物，细胞内只含一种核酸，只能在活细胞内以复制方式进行增殖。过去，因受检验技术等的限制，人们对病毒污染食品造成的食源性疾病不甚了解；近年来，随着流行病学和实验方法的发展，对病毒引起的生物性食品安全危害越来越重视。

病毒这种呈非生命体的致病因子可以说无处不在，目前已经发现150多种可能引发食物中毒的病毒。引起食源性疾病的病毒主要有甲型肝炎病毒、戊型肝炎病毒、轮状病毒、诺瓦克样病毒、疯牛病病毒和口蹄疫病毒，其次还有脊髓灰质炎病毒、柯萨奇病毒、埃可病毒及新型肠道病毒等。

常见病毒包括肝炎病毒、疯牛病病毒、口蹄疫病毒、禽流感病毒、出血热病毒等。

1. 病毒污染食品的途径

病毒可通过以下4条主要途径污染食物。

（1）污染港湾水。污水污染了港湾水就可能污染鱼和贝类。牡蛎、蛤和贻贝，它们是过滤性进食，水中的病原体可通过其黏膜进入，然后转入消化道。如果整个生吃贝类，那么病毒同样也被摄入。

（2）污染灌溉用水。被病毒污染的灌溉用水能够将病毒留在水果或蔬菜表面，而这些果蔬通常是用于生食。

（3）污染饮用水。如果用被污染的饮用水冲洗或作为食品的配料，或直接饮用就可以传播病毒。

（4）不良的个人卫生习惯。通过粪便感染食物加工者的手，病毒可被带到食物中去，即食食品（如面包等）必须引起特别注意。而实际上，任何被含有病毒的人类粪便污染的食物，都可能引起疾病。

2. 病毒的控制

病毒能通过直接或间接的方式由排泄物传染到食品中。携带病毒的食品加工者可导致食品的直接性污染，污水常常导致食品的间接性污染。食品中有些病毒在烹调过程中被钝化，有些病毒在干燥过程中被钝化。不论怎样，应避免食品被病毒污染。目前，常见的食源性病毒主要有甲型肝炎病毒、疯牛病病毒、口蹄疫病毒等。

食源性病毒与食源性致病菌不同。人体细胞是食源性病毒最易感染的宿主细胞，它能抵抗抗生素等抗菌药物，除免疫方法外，目前还没有更好的对付病毒的方法；而食源性致病菌可通过适当的处理使细菌减少到没有危害的水平，如果发生食源性致病菌感染，可通过相应的治疗方法使患者康复。

第二节　化学性危害因素

在食品原料的生产过程中，为提高生产数量与质量常施用各种化学控制物质，如农药、兽药、饲料添加剂、化肥、动物激素与植物激素等。这些物质的残留对食品安全会产生重大的影响，主要包括：

（1）农药残留，其对人体的损害主要在肝、肾和神经中枢。

（2）兽药残留，其对人体的危害包括毒理作用、过敏反应、菌群失调、细菌性耐药性、致畸、致突变作用和激素作用。

（3）重金属（镉、汞、铅）和非重金属（砷、硝酸盐、亚硝酸盐）污染，可引起婴儿高铁血红蛋白症、婴儿先天性畸形、甲状腺肿和癌症。

（4）违规使用添加剂，出现苏丹红、孔雀石绿、吊白块、瘦肉精等事件，给人们的生理和心理造成极大的伤害。

一、农药及其残留

（一）农药概念

农药是指用于预防、消灭或者控制危害农业、林业的病、虫、草害等有害生物，以及有目的调节植物、昆虫生长的化学药品，以及来源于生物、其他天然物质的一种物质或者几种物质的混合物及其制剂。常用的农药按照防治对象可分为杀菌剂、杀虫剂、除草剂、杀鼠剂、杀螨剂、杀线虫剂和植物生长调节剂等。具体见表5-1。

表 5-1　农药的分类

按防治对象分类	按作用原理、方式分类	按化学成分分类
杀菌剂	保护性杀菌剂 内吸性杀菌剂 免疫性杀菌剂	无极杀菌剂 有机杀菌剂 生物杀菌剂
杀虫剂	胃毒剂 触杀剂 熏蒸剂 内吸剂 特异性剂—昆虫生长调节剂 引诱剂 驱避剂 不育剂 拒食剂	无机杀菌剂 有机杀菌剂 生物杀菌剂 无极杀虫剂 内吸剂、非内吸剂 生物杀虫剂
除草剂	内吸传导除草剂 触杀型除草剂 土壤处理剂 茎叶处理剂	无机除草剂 有机除草剂 生物除草剂 矿物油除草剂
杀鼠剂	胃毒剂 熏杀剂 驱避剂 引诱剂 绝育剂	急性单剂量杀鼠剂 慢性多剂量杀鼠剂 香豆素类杀鼠剂 茚螨二酮类杀鼠剂
杀螨剂	防治螨类专用药，有些杀虫剂 也能杀螨，称为杀虫杀螨剂	
杀线虫剂	防治线虫药剂，有熏蒸剂和 非熏蒸剂两类，有些杀虫剂也能杀线虫	
植物生长调节剂	抑制生长药剂，促进生长发育制剂	

（二）食品中残留农药的来源

动植物在生长期间或食品在加工和流通中均可受到农药的污染，导致食品中农药残留。农作物与食品中的农药残留来自三方面：一是来自施用农药后的直接污染；二是来自对污染环境中农药的吸收；三是来自生物富集与食物链。

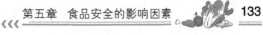

1. 施药后直接污染

作为食品原料的农作物、农产品、禽畜可通过直接施用农药而被污染，其中以蔬菜和水果受污染最为严重。农药直接喷洒于农作物的茎、叶、花和果实等表面，造成农产品污染。部分农药被作物吸收进入植物内部，经过生理作用运转到植物的茎、叶、花和果实，代谢后残留于农作物中，尤其以皮、壳和根茎部的农药残留量高。在食品储藏时，为了防治其霉变、腐烂或植物发芽，会施用农药，造成食用农产品直接污染。如在粮食储藏中使用熏用杀菌剂，马铃薯、洋葱和大蒜用抑芽剂等，均可导致这些食品中农药残留。在兽医临床上，使用广谱驱虫和杀螨药物（有机磷、拟除虫菊酯、氨基甲酸酯类等制剂）杀灭动物体表寄生虫时，如果药物用量过大，被动物吸收或舔食，在一定时间内可造成畜禽产品中农药残留。

2. 从环境中吸收

农田、草场和森林施药后，有40%～60%农药降落至土壤，5%～30%的药剂扩散至大气中，逐渐积累，通过多种途径进入生物体内，致使农产品、畜产品和水产品出现农药残留问题。

3. 从土壤中吸收

当农药落入土壤后，逐渐被土壤粒子吸附，植物通过根茎部从土壤中吸收农药，引起植物性食品中农药残留。一般情况下，稳定性好、难挥发和脂溶性的农药在土壤中的残留时间长，因而污染程度相对也较大，如六六六、DDT，我国自1983年就全面禁止生产，但由于其稳定性强、难以降解，其影响至今没有消除。

4. 从水体中吸收

水体被污染后，鱼、虾、贝和藻类等水生生物从水体中吸收农药，引起组织内农药残留。用含农药的工业废水灌溉农田或水田，也可导致农产品中农药残留。甚至地下水也可能受到污染，畜禽可以从引用水中吸收农药，引起畜产品中农药残留。

5. 从大气中吸收

虽然大气中农药含量甚微，但农药的微粒可以随风向、大气漂浮、降雨等自然现象造成很远距离的土壤和水源的污染，即使远离农业中心的南北极地区，也能检测出微量的DDT，进而影响栖息在陆地和水体中的生物。

6. 通过食物链污染

环境受农药污染，经食物链传递时可发生生物富集、生物积累和生物放大，致使农药的轻微污染造成食品中农药的高浓度残留。生物富集是指生物体从生活环境中不断吸收低剂量的农药，并逐渐在体内积累起来；食物链是指动物吞食微量残留农药的作物或生物，农药在生物体间转移的现象。生物富集与食物链可使农药残留浓度提高至数百倍或数万倍。

7. 其他途径

（1）加工和储运中污染食品。在加工、储藏和运输中，使用被农药污染的容器、运输工具，或者与农药混放、混装均可造成农药污染。

（2）意外污染。拌过农药的种子常含大量农药，不能食用。1972年伊拉克暴发了甲基汞中毒，造成6530人住院，459人死亡，其发生原因是食用了曾用有机汞农药处理过的小麦种子磨成面粉而制成的面包。

（3）非农用杀虫剂污染。各种驱虫剂、灭蚊剂和杀蟑螂剂逐渐进入食品厂、医院、家庭、公共场所，使人类食品受农药污染的机会增多、范围不断扩大。此外，高尔夫球场和城市绿化地带也经常大量使用农药，经雨水冲刷和农药挥发均可污染环境，进而污染食物和饮用水。

食品中农药的残留量主要受农药的种类、性质、剂型、使用方法、施药浓度、使用次数、施药时间、环境条件、动植物的种类等因素影响。一般而言，性质稳定、生物半衰期长、与机体组织亲和力较高，即脂溶性的农药，很容易经食物链进行生物富集，致使食品中残留量高。当施药次数多、浓度大、间隔时间短时，食品中残留量高。此外，由于农药在大棚作物中降解缓慢，而且沉降后可再次污染农作物，因此大棚农产品（如蔬菜、水果）的农药残留量比露地农产品的农药残留量高。

（三）农药污染对人体的危害

水污染和空气污染都属于环境污染，然而环境污染不仅仅是这些，例如，食物污染也是一大类污染。人们日常食用的粮食、蔬菜、水果、肉类、乳品、蛋品等，如果含有对人体有害的物质，并超过了规定的标准，这样的食物便是被污染的食物。

农药的大量使用，在促进农业发展的同时，也带来了环境恶化、物种减少、生态平衡破坏，造成病虫害的抗药性日益猖獗等负面影响，全世界每年约有200万人因农药污染而发病，4万~22万人因此而死亡。农药可通过皮肤、呼吸道和消化道三种途径进入人体，但人体内约90%的农药是通过被污染的食品摄入的。

农药的种类和摄入量不同，对人体健康的危害不同。大量流行病学调查和动物实验研究结果表明，农药对人体的危害可包括为以下三方面。

1. 急性毒性

急性中毒主要为职业性（生产和使用）中毒，自杀或他杀以及误食、误服农药，或者食用喷洒了高毒农药不久的蔬菜和瓜果，或者食用因农药中毒而死亡的畜禽肉和水产品。中毒后常出现神经系统功能紊乱和胃肠道症状，严重时会危及生命。目前我国高毒农药品种多、产量高、用量大，因农产品农药残留量超标引发的食物中毒时有发生，仅在 1999 年 9 月，因农药残留引起的中毒事件就达 31 起，死亡 59 人。

2. 慢性毒性

目前使用的绝大多数有机合成农药都是脂溶性的，易残留于食品原料中。若长期食用农药残留量较高的食品，农药会在人体内逐渐积累，最终导致机体生理功能发生变化，引起慢性中毒。许多农药可损害神经系统、内分泌系统、生殖系统、肝脏和肾脏，影响酶的活性，降低机体免疫功能，引起结膜炎、皮肤病、不育、贫血等疾病。这种中毒过程较为缓慢，症状短时间内不很明显，容易被人们忽视，潜在的危害性很大。

3. 特殊毒性

目前通过动物实验已证明，有些农药具有致癌、致畸和致突变作用，或者具有潜在的"三致"作用。

研究发现，很多急性与慢性病的诱发都与使用化学农药有关。例如，有一种控制植物病原体的农药 DBCP，在动物实验中能引起睾丸机能障碍，对人体的影响是导致接触 DBCP 生产流程的工人不育。从动物实验累积的大量证据还证明，化学农药还会产生免疫系统机能障碍。尤其值得忧虑的是，用于代替有机氯的大量有机磷农药，可能导致某些不可逆转的神经性疾病，还会对记忆、情绪与抽象思维方面产生不良影响，并已证实，即使在急性中毒症状消失以后，持续的毒性仍然存在。

二、兽药及其残留

（一）兽药残留的概念

兽药残留又称药物残留，是指给畜禽等动物使用药物后蓄积或储存在动物细胞、组织和器官内以及可食性产品中的药物或化学物的原形、代谢产物和杂质。广义上的兽药残留除了由于防治疾病用药引起外，也可由于使用药物饲料添加剂、动物接触或食入环境中的污染物（如重金属、霉菌毒素、农药等）引起。兽药残留既包括原药也包括药物在动物体内的代谢产物。主要的残留兽药有抗生素类、磺胺类、呋喃类、抗球虫药、激素类和驱虫药。兽药残留超标不仅可以直接对人体产生急慢性毒性作用，引起细菌耐药性增强，还可以通过环境和食物链的作用间接对人体健康造成潜在危害，影响我国养殖业的发展和走向国际市场。

（二）兽药残留的来源

为了提高生产效益，满足人类对动物性食品的需求，目前畜、禽、鱼等动物的饲养多采用集约化生产。然而，由于集约化饲养密度高，疾病极易蔓延，致使用药频率增加；同时，为改善营养、促进生长和防病的需要，必然要在天然饲料中添加一些化学控制物质来改善饲喂效果，这样往往造成药物残留于动物组织中，直接或间接危害公众健康和环境。

动物病害防治用药和饲养添加剂用药存在许多区别，对食品安全性的影响也不尽相同。动物的治疗、预防用药一般是间断的、个别的；而作为饲料添加剂的用药是持续的、普通的、积累量大，并且目前往往是在畜产品上市前才停用。如果没有严格遵守休药期的规定，很容易造成兽药残留量超标。目前，我国动物性食品中兽药残留量超标主要有以下几个方面的原因：

（1）使用违禁或淘汰药物，如将有些不允许使用的药物当做添加剂使用，会造成残留量大、残留期长、对人体危害严重。虽然凡未列入《饲料药物添加剂使用规范》附录一和附录二中的药物品种均不能当饲料添加剂使用，但事实上违规现象很多，P-兴奋剂（如瘦肉精）、类固醇激素（如乙烯雌酚）、镇静剂等是常见的滥用违禁药品。

（2）不按规定执行应有的休药期。畜禽屠宰前或畜禽产品出售前需要停药，该规定不仅针对兽药也适用于药物添加剂，通常规定的休药期为4~7天，而相当一部分养殖场（户）使用含药物添加剂的饲料时很少按规定落实休药期。

（3）随意加大药物用量或把治疗药物当成添加剂使用。由于耐药菌的存在，超量添加药物的现象普遍存在，有时甚至把治疗量当做添加剂量长期使用。如土霉素用作治疗疾病时，可在饲料中添加0.1%，使用期一般为3~5天。而用作饲料添加剂时则为10~15克/吨。

（4）滥用药物。畜禽发生疾病时滥用抗生素。随意使用新的或高效抗生素，还大量使用医用药物；不仅任意加大剂量，而且还任意使用复合制剂。

（5）饲料加工过程受到污染。若将盛过抗菌药物的容器储藏饲料，或使用盛过药物而没有充分清洗干净的储藏器，都会造成饲料加工过程中兽药污染。

（6）用药方法错误，或未做用药记录。在用药剂量、给药途径、用药部位和用药动物的种类等方面不符合用药规定，因此造成药物残留在体内；由于没有用药记录而重复用药的现象也比较普遍。

（7）屠宰前使用兽药。屠宰前使用兽药用来掩饰有病畜禽临床症状，逃避宰前检验，很可能造成肉用动物的兽药残留。

（8）厩舍粪池中含兽药。厩舍粪池中含有抗生素等药物会引起动物性食品的兽药污染和再污染。

（三）影响食品安全的主要兽药残留

目前对人畜危害较大的兽药及药物饲料添加剂主要包括抗生素、磺胺类、呋喃类、抗寄生虫类和激素类等药物。

1. 抗生素类

按抗生素在畜牧业上应用的目标和方法，可将它们分为两类：治疗动物临床疾病的抗生素；用于预防和治疗亚临床疾病的抗生素，即作为饲料添加剂低水平连续饲喂的抗生素。尽管使用抗生素作为饲料添加剂有许多副作用，但是由于抗生素饲料添加剂除防病治病外，还具有促进动物生长、提高饲料转化率、提高动物产品的品质、减轻动物的粪臭、改善饲养环境等功效，因此，事实上抗生素作为饲料添加剂使用已很普遍。治疗用抗生素主要品种有青霉素类、四环素类、杆菌肽、庆大霉素、链霉素、红霉素、新霉素和林可霉素等。

常用饲料药物添加剂有盐霉素、马杜霉素、黄霉素、土霉素、金霉素、潮霉素、伊维霉素、庆大霉素和泰乐菌素等。

由于抗生素应用广泛，用量也越来越大，不可避免会存在残留问题。如美国曾检出 12% 肉牛、58% 犊牛、23% 猪、20% 禽肉有抗生素残留；日本曾有 60% 的牛和 93% 的猪被检出有抗生素残留。近年来我国抗生素在蜂蜜中残留逐渐增多，因为在冬季蜜蜂易发生细菌性疾病，大量使用抗生素治疗致使蜂蜜中残留抗生素，还影响蜂蜜产品的出口。

2. 磺胺类药物

磺胺类药物是一类具有广谱抗菌活性的化学药物，广泛应用于兽医临床。磺胺类药物于 20 世纪 30 年代后期开始用于治疗人的细菌性疾病，并于 1940 年开始用于家畜，1950 年起广泛应用于畜牧业生产，用以控制某些动物疾病的发生和促进动物生长。

3. 促生长剂（激素）类药物

激素是由机体某一部分分泌的特种有机物，可影响其机能活动并协调机体各个部分的作用，促进畜禽生长。20 世纪人们发现激素后，激素类生长促进剂在畜牧业上得到广泛应用。但由于激素残留不利于人体健康，儿童食用含有生长激素的食品可以导致早熟，另外，激素通过食物链进入人体会产生一系列其他的健康效应，如导致与内分泌相关的肿瘤、生长发育障碍、出生缺陷和生育缺陷等，给人类健康带来深远的影响，因此有许多种类现已禁用。我国农业部规定，禁止所有激素类及有激素类作用的物质作为动物促进生长剂使用，但在实际生产中违禁使用者还很多，给动物性食品安全带来很大威胁。

激素的种类很多，化学结构差别很大，可从两个方面进行划分：按化学结构可分固醇或类固醇（主要有肾上腺皮质激素、雄性激素、雌性激素等）和多肽或多肽衍生物（主要有垂体激素、甲状腺素、甲状旁腺素、胰岛素、肾上腺素等）两类，按来源可分为天然激素和人工激素。天然激素指动物体自身分泌的激素，合成激素是用化学方法或其他生物学方法人工合成的激素。人工合成的激素一般较天然激素效力更高，合成激素有雄性激素、孕激素、十六亚甲基甲地孕酮以及乙烯雌酚、乙雌酚、甲基睾酮、Zemnol 等。β-兴奋剂是一类化学结构与肾上腺素相似的类激素添加剂物质，主要种类有双氯醇氨、克仑特罗、克喘素、氨哮素、沙丁胺醇、阿布叔醇、舒喘宁等十余种。

在畜禽饲养上应用激素制剂有许多显著的生理效应，如加速催肥，提高胴体的瘦肉与脂肪的比例。使用激素处理肉牛和犊牛，可提高氮的存留量，从而提高增重率和饲料转化率。性激素是曾被广泛研究和应用并有着非常显著应用效果的留体类生长促进剂。生长激素是由动物脑垂体分泌的单链多肽分子，对蛋白质合成、糖代谢、水代谢和提高细胞对氨基酸的通透性均有促进作用，因而促生长效果明显，这种激素存在种的特异性。β-兴奋剂可以促进动物营养的再分配，所以又称重新分配剂，20 世纪 80 年代美国率先将其应用在畜禽饲养中，应用效果表现为动物胴体瘦肉率很高，动物生长加快。

4. 其他兽药

除抗生素外，许多人工合成的药物有类似抗生素的作用，例如呋喃类、抗寄生虫类等药物。化学合成药物的抗菌驱虫作用强而促生长效果差，且毒性较强，长期使用不但有不良作用，而且有些还存在残留与耐药性问题，甚至有致癌、致畸、致突变的作用。化学合成药物添加在饲料中主要用在防治疾病和驱虫等方面，也有不少毒性低、副作用小、促生长效果较好的抗菌剂作为动物生长促进剂在饲料中加以应用。

（四）兽药残留对人体健康的危害

药物被吸收进入人畜禽体内后，可分布到几乎全身各个器官，但在内脏器官尤其是肝脏内分布较多，在肌肉和脂肪中分布较少。药物可通过各种代谢途径，由粪便排出体外；也可通过泌乳和产蛋过程残留在乳和蛋中。兽药和违禁药品的残留造成的影响主要表现在以下几方面。

1. 毒性作用

人长期摄入含兽药残留的动物性食品后，药物不断在体内蓄积，当浓度达到一定量后，就会对人体产生毒性作用。如磺胺类药物可引起肾损害，特别是乙酰化磺胺在酸性尿中溶解度降低，析出结晶后会损害肾脏。大多数药物残留会产生慢性中毒作用，但由于某些药物毒性大或药理作用强，再加上对添加兽药没有严格的控制，部分人由于食入药物残留超标的动物组织会发生急性中毒，如 1997 年香港地区数人因吃了含有盐酸克伦特罗（瘦肉精）的猪肺而发生急性中毒。

2. 过敏反应和变态反应

经常食用一些含低剂量抗菌药物残留的食品能使易感的个体出现过敏反应，这些药物包括青霉素、四环素、磺胺类药物及某些氨基糖苷类抗生素等。它们具有抗原性，刺激机体内抗体的形成，造成过敏反应，严重者可引起休克，短时间内出现血压下降、皮疹、喉头水肿、呼吸困难等严重症状。例如，青霉素类药物引起的变态反应，轻者表现为接触性皮炎和皮肤反应，严重者表现为致死的过敏性休克；四环素药物可引起过敏和荨麻疹；磺胺类药物的过敏反应表现为皮炎、白细胞减少、溶血性贫血和药热；呋喃类引起人体的不良反应主要是胃肠道反应和过敏反应，表现以周围神经炎、药热、嗜酸性白细胞增多为特征的过敏反应。

3. 细菌耐药性

经常食用含抗菌药物残留的动物性食品，体内敏感菌株将受到选择性的抑制，一方面具有耐药性引起人畜共患病的病原菌可能大量增加；另一方面带有药物抗性的耐药因子可传递给人类病原菌，当人体发生疾病时，就给临床治疗带来很大的困难，耐药菌株感染往往会延误正常的治疗过程。

1957 年，日本最早报道了病原菌抗药性现象，发现一些引起疾病的志贺菌使 1 万多人被抗氯霉素的伤寒杆菌感染，导致 1400 多人死亡。美国也报道过具有六重抗药性的鼠伤寒杆菌引起食物中毒事件，仅 1992 年全美就有 13300 名患者死于抗生素耐药性细菌感染。在国内，磺胺类、四环类、青霉素、氯霉素、卡那霉素、庆大霉素等药物，使畜禽种已大量产生抗药性，临床效果越来越差，使用剂量也大幅度增加。如青霉素在刚进入临床应用时，使用剂量仅为几十个单位。到 20 世纪六七十年代，医用临床上的一般肌内注射治疗剂量为 10 万单位，随着青霉素应用的更加普及，其使用剂量不得不迅速增加。目前，临床上使用 80 万单位的肌肉注射剂量进行治疗，效果甚至还不如从前。病原微生物对化学治疗剂出现耐药性，给现代化学疗法带来了极大的困难。

4. 菌群失调

在正常条件下，人体肠道内的菌群由于在多年共同进化过程中与人体相互适应，对人体健康产生有益的作用，如某些菌群能抑制其他有害菌群的过度繁殖；某些菌群能合成 B 族维生素和维生素 K 以供机体使用。过多应用药物会使这种平衡发生紊乱，造成一些非致病菌的死亡，使菌群的平衡失调，从而导致长期的腹泻或引起维生素缺乏等反应，对人体造成危害。菌群失调还容易造成病原菌的交替感染，使得具有选择性作用的抗生素及其他化学药物失去效果。

5. "三致"，即致癌、致畸、致突变

苯并咪唑类药物是兽医临床上常用的广谱抗蠕虫病的药物，可持久地残留于肝内并对动物具有潜在的致畸性和致突变性。1973~1982 年发现丁苯咪唑对绵羊有致畸作用，多数为骨骼畸形胎儿。1975~1982 年先发现苯咪唑、丙硫咪唑和苯硫苯氨酯有致畸作用，同时洛硝哒唑通过 Ames 试验证明有很高的致突变性，因此这类物质残留无疑会对人产生潜在的危害。噻乙醇也有报道有致突变作用。另外，残留于食品中的克球酚、雌激素也有致癌作用。

6. 激素的副作用

激素类物质虽有很强的作用效果，但也会带来很大的副作用。人们长期食用含低剂量激素的动物性食品，由于积累效应，有可能干扰人体的激素分泌体系和身体正常功能，特别是类固醇类和 β−兴奋剂类在体内不易代谢破坏，其残留对食品安全威胁很大。如 1966~1972 年在美国约有 300 多人因服用己烯雌酚而受害。美国曾有 600 多孕妇因使用孕激素（黄体酮），而使其女婴外生殖器男性化。性激素还能引起儿童的性早熟和肥胖症等。由于这类激素的残留和对人体健康的影响，1979 年美国下令停止使用己烯雌酚作肉牛饲料添加剂。1980 年 FAO、WHO 决定全面禁止在畜牧生产中使用留体类激素。

盐酸克伦特罗俗称"瘦肉精"，属于非蛋白质激素，耐热，其饲用浓度是治疗用量的 10 倍以上，停药期短会大量残留，残留量由高到低的组织器官依次为肝、肾、肺、肌肉，一般情况下肝脏的残留是肌肉的 200 倍。一餐食用含"瘦肉精"的猪肝 0.25 千克以上者，常见有恶心、头晕、四肢无力、手颤等中毒症状。含"瘦肉精"的食品对心脏病、高血压、甲亢和前列腺肥大等疾病患者及老人的危害更大。1990 年 3~7 月间，西班牙暴发克伦特罗食品中毒，进食肝脏的 125人全部出现肌肉震颤、心动过速、神经过敏、头痛等不同程度的中毒症状。1998年 5 月，我国香港居民 17 人因食用饲料中含有禁用的"盐酸克伦特罗"猪内脏，

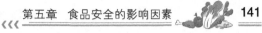

发生中毒，造成重大损失。

三、重金属超标

（一）食品中铅的污染

食品中铅污染的来源为工业"三废"和汽油的燃烧；食品容器和包装材料，如陶瓷、搪瓷、铅合金、马口铁等材料制成的食品容器和食具等含有较多的铅，在某种情况下如盛放酸性食品时，铅溶出污染食品；含铅农药的使用造成农作物的铅污染；含铅的食品添加剂或加工助剂的使用；文化用品，色彩斑斓的油彩画册、大版面及多版面的报纸等均含有较高的铅，用手翻阅后不洗手，直接取食物进餐，则会进入人体。人体内的铅除职业性接触外，主要来源于食物。成人每天由膳食摄入的铅约 300~400 微克，人体摄入的铅主要是在十二指肠中被吸收，经肝脏后，部分随胆汁再次排入肠道中。铅可在人体内积蓄，对体内多种器官、组织均有不同程度的损害，造血器官、神经系统、胃肠道和肾脏的损害尤其明显。食品中铅污染主要导致慢性铅中毒，表现为贫血、神经衰弱、神经炎和消化系统症状，如头痛、头晕、乏力、面色苍白、食欲不振、烦躁、失眠、口有金属味、腹痛、腹泻或便秘等，严重者可出现铅中毒脑病。儿童对铅较成人敏感，过量铅能影响儿童生长发育，造成智力低下。

（二）食品中汞的污染

食品中的汞主要来源于环境，环境中汞的来源为自然界的释放；工矿企业中汞的流失和含汞"三废"的排放。环境中毒性低的无机汞在微生物的作用下，能转化成毒性高的甲基汞，甲基汞溶于水，在水生生物中易于富集，如鱼体吸收甲基汞迅速，并在体内蓄积不易排出。汞对人体的毒性主要取决于它的吸收率，金属汞的吸收率仅为 0.01%，无机汞的吸收率平均为 7%，而甲基汞吸收率可达 95%以上，故甲基汞的毒性最大。甲基汞脂溶性较高，容易进入组织细胞，主要蓄积于肾脏和肝脏，并能通过血脑屏障进入脑组织。甲基汞主要侵犯神经系统，特别是中枢神经系统，严重损害小脑和大脑。甲基汞能通过胎盘进入胎儿体内而危害胎儿，引起先天性甲基汞中毒，主要表现为发育不良、智力发育迟缓、畸形，甚至发生脑麻痹而死亡。

由食物摄入甲基汞引起的中毒病例，已有不少报道。如 1969 年在伊拉克，用经过甲基汞处理的麦种做面包，引起中毒，导致很多人死亡、多人残废。19世纪 50 年代，在日本发生的典型公害病——水俣病，就是由于含汞工业废水严重污染水俣湾，当地居民长期食用从该水域捕获的鱼而导致甲基汞中毒。根据1972 年日本环境厅公布，日本曾经发生过 3 次水俣病，患者达 900 余人，受到潜在危害的有 2 万人。

（三）食品中砷的污染

砷广泛分布在自然界中，几乎所有土壤中都存在砷。食品中砷污染主要来源于工业"三废"的排放，含砷农药的使用，误用容器或误食。一般三价砷的毒性较五价砷大，砷化合物毒性的大小顺序为砷化氢>砷无机物>有机砷。砷的急性中毒主要为误食等意外事故导致，主要表现胃肠炎症状，严重者可导致中枢神经系统麻痹而死亡，并出现七窍出血。慢性砷中毒主要表现为神经衰弱症候群、皮肤色素异常（白斑或黑皮症）、皮肤过度角化及末梢神经炎等症状。目前，已证实多种砷化物具有致突变性，能导致基因突变、染色体畸变并抑制 DNA 损伤的修复。流行病学调查表明，无机砷化合物与人类皮肤癌和肺癌的发生有关。砒霜（三氧化二砷）中砷含量很高，据报道拿破仑之死可能与砒霜中毒（慢性砷中毒）有关。

2006 年 9 月 8 日岳阳化工厂发生砷泄漏事件。岳阳环境检测中心对一自来水厂水质检测发现砷含量严重超出国家饮用水标准，受害区域人数超过 10 万人。经查污染源为上游 50 千米处的临湘市一化工厂废水池泄漏，致使大量高浓度含砷废水流入河中。

（四）食品中镉的污染

食品中镉污染的主要来源：工业"三废"尤其是含镉废水的排放，污染水体和土壤，通过食物链和生物富集作用造成污染；食用作物可从污染的土壤中吸收镉，使食物受到污染；用含镉的合金、釉、颜料及镀层制作的食品容器，有释放出镉而污染食品的可能，尤其是盛放酸性食品时，其中的镉大量溶出，严重污染食品，引起镉中毒。

通过食物摄入镉是其进入人体的主要途径。食物中镉对人体的危害主要是引起慢性镉中毒。镉对体内巯基酶有较强的抑制作用，其主要损害肾脏、骨骼和消化系统，尤其损害肾近曲小管上皮细胞，使其重吸收功能障碍。临床上出现蛋白尿、氨基酸尿、高钙尿和糖尿，致使机体负钙平衡，使骨钙析出，此时如果未能及时补钙，则导致骨质疏松、骨痛而易诱发骨折，如日本镉污染大米引起的"痛痛病"，主要症状为背部和下肢疼痛，行走困难；镉会干扰食物中铁的吸收和加速红细胞的破坏而引起贫血；镉除了能引起人体的急、慢性中毒外，国内外也有研究认为，镉及镉化合物对动物和人体有一定的致畸、致癌和致突变作用。

据 2007 年 3 月 29 日《齐鲁周刊》报道：山东中部地区某县有一个 1700 余人的村庄，依大汶河而居。20 世纪 80 年代初河水清澈见底，鱼虾丰富。然而1985 年起，大汶河上游工业废水开始污染，河水变浊，继而发黑变臭，河附近庄稼不长，村民只能打井用水，报道时 20 多米深井异味仍很大。从 1997 年一家

5 口有 3 人癌症病故起，村民就与这"常见病"挂上了钩，现每年都有十几人死于癌症。2005 年抽样检查发现，小麦铬含量超标 17 倍，白菜铅含量超标 2 倍，菠菜镉含量超标 9 倍、铬超标 12 倍，莴笋叶镉超标 2 倍、铬超标 4 倍。原因就是这些重金属污染、中毒。

（五）食品添加剂

国内外由于食品添加剂引发的食品安全问题层出不穷，部分企业或个体经营者在生产中超标使用食品添加剂，甚至违法使用有毒、有害物质，使食品的安全风险大大增加。接连不断曝光的苏丹红、孔雀石绿、吊白块等事件让消费者既震惊又担心，有些企业为了迎合群众的心理，在食品标签上明示"本产品不加任何防腐剂""本产品不加任何食品添加剂"。这些都表明安全问题已成为全社会所关注的焦点，也表明了消费者的消费需求倾向，同时也从一个侧面反映出食品添加剂在食品安全中存在一定的问题。食品添加剂的安全性是以 GB 2760《食品添加剂使用卫生标准》规定的使用剂量及使用范围为前提，如果在生产过程中对食品添加剂超量使用、超范围使用或甚至使用非食品添加剂，这就超出食品安全范围，会对人体健康造成伤害。实践已证明，食品生产工艺流程中有效控制配料中食品添加剂使用，防止超量、超范围使用，是确保食品安全的重要举措之一。

1. 食品添加剂基本概念

食品添加剂可以起到提高食品质量和营养价值，改善食品感观性质，防止食品腐败变质，延长食品保藏期，便于食品加工和提高原料利用率等作用。

2. 食品添加剂的分类

食品添加剂按其来源不同可分为天然和化学合成两大类。天然食品添加剂是指以动植物或微生物的代谢产物为原料加工提纯获得的天然物质；化学合成的食品添加剂是指采用化学手段、通过化学反应合成的人造物质，以有机化合物类物质居多。

（1）按使用目的和用途分类：

1）为提高和增补食品营养价值的，如营养强化剂。

2）为保持食品新鲜度的，如防腐剂、抗氧剂、保鲜剂。

3）为改进食品感官品质的，如着色剂、漂白剂、发色剂、增味剂、增稠剂、乳化剂、膨松剂、抗结块剂和品质改良剂。

4）为方便加工操作的，如消泡剂、凝固剂、润湿剂、助滤剂、吸附剂、脱模剂。

5）食用酶制剂。

（2）按添加剂功能分类：

按照 GB 2760《食品添加剂使用卫生标准》，我国食品添加剂按其功能分为 21 类。

1）酸度调节剂。酸度调节剂为增强食品中酸味和调整食品中 pH 或具有缓冲作用的酸、碱、盐类物质总称。我国规定允许柠檬酸、乳酸、酒石酸、苹果酸、柠檬酸钠、柠檬酸钾等按正常需要用于各类食品。

2）抗结剂。抗结剂添加于颗粒、粉末状食品中，具有防止食品固结、保持食品疏松的作用。我国允许使用的有亚铁氰化钾、硅铝酸钠、磷酸三钙、二氧化硅、微晶纤维素 5 种，其中亚铁氰化钾在"绿色"标志的食品中禁用，一般食品中加入量限为 0.01 克/千克。

3）消泡剂。在食品发酵工艺、豆类加工或者添加高分子化合物的乳化剂时常产生大量泡沫，加入消泡剂可降低液态表面张力以消除泡沫。我国允许使用的消泡剂有乳化硅油等 9 种。

4）抗氧化剂。抗氧化剂主要用于含油脂的食品，可阻止和延迟食品氧化过程，提高食品的稳定性和延长储存期。但抗氧化剂不能改变已经酸败的食品，应在食品尚未发生氧化之前加入。抗氧化剂包括油溶性抗氧化剂和水溶性抗氧化剂，我国允许使用的有丁基羟基茴香醚（BHA）、二十基羟基甲苯（BHT）、没食子酸丙酯（PG）、异抗坏血酸钠、茶多酚（维多酸）等 14 种。

5）漂白剂。漂白剂可通过还原等化学作用消耗食品中的氧，破坏、抑制食品氧化酶活性和食品的发色因素，使食品褐变色素褪色或免于褐变，同时还具有一定的防腐作用。我国允许使用的漂白剂有二氧化硫、亚硫酸钠、硫磺等 7 种，其中硫磺仅限于蜜饯、干果、干菜、粉丝、食糖的熏蒸。

6）膨松剂。膨松剂指食品加工中加入的能使面胚发起，使制品疏软或松脆的化学物质。我国规定使用的膨松剂有碳酸氢钠（钾）、碳酸氢铵、轻质碳酸钙、硫酸铝钾等 8 钟。

7）胶姆糖基础剂。胶姆糖基础剂为赋予胶姆糖成泡、增塑、耐咀嚼等作用的一类物质。我国允许使用的胶姆糖基础剂有聚乙酸乙烯酯、丁苯橡胶等。

8）着色剂。着色剂为使食品着色的物质，可刺激食欲。按来源可分为化学合成色素和天然色素两类。我国允许使用的化学合成色素有苋菜红、胭脂红、赤藓红、新红、柠檬黄、日落黄、靛蓝、亮蓝，以及为增强上述水溶性酸性色素在油脂中分散性的各种色素。我国允许使用的天然色素有甜菜红、紫胶红、越橘红、辣椒红、红米红等 45 种。

9）护色剂。护色剂为可增强肉及肉类制品色泽的非色素物质，也叫发色剂。我国规定的发色剂有硝酸钠（钾）、亚硝酸钠（钾）4 种。

10）乳化剂。乳化剂是表面活性剂的一种，它含有易溶于油的亲油和易溶于水的亲水基团，可使一些互不相溶的液体融合成稳定的乳浊液，在食品加工中达到分散、湿润、稳定、发泡、消泡等目的，以改进食品风味和延长货架期。我国已批准使用的有酪蛋白酸钠（酪朊酸钠）、蔗糖脂肪酸酯、单硬脂酸甘油酯、司盘系列、吐温系列、改性大豆磷脂等28种。

11）酶制剂。酶制剂是指从生物中提取的具有酶特性的一类物质，主要作用是催化食品加工过程中各种化学反应，改进食品加工方法。我国已批准的有木瓜蛋白酶、α-淀粉酶制剂、精制果胶酶、β-葡萄糖酶等6种。酶制剂来源于生物，一般来说较为安全，可按生产需要适量使用。

12）增味剂。增味剂是指能增强或改进食品风味的物质。我国允许使用的氨基酸类型和核苷酸类型增味剂有5′-鸟苷酸二钠、5′-肌苷酸二钠、5′-呈味核苷酸二钠等5种。

13）面粉处理剂。新制面粉需放置2~3个月经空气中氧化作用自然地进行一定程度"漂白"和后熟。面粉处理剂可以缩短面粉的"漂白"和后熟时间，有助于改变面团筋力和机械加工性能，提高面制品的品质，但对面粉中的维生素有破坏作用。我国批准使用的面粉处理剂有过氧化苯甲酰、L-半胱氧酸盐酸盐等6种。

14）被膜剂。被膜剂是一种覆盖在食物的表面后能形成薄膜的物质，可防止微生物入侵，抑制水分蒸发或吸收和调节食物呼吸作用。现允许使用的被膜剂有紫胶、石脂、白色油（液体石蜡）、吗啉脂肪酸盐（果蜡）、松香季戊四醇酯等7种，主要应用于水果、蔬菜、软糖、鸡蛋等食品的保鲜。

15）水分保持剂。水分保持剂是指在食品加工过程中，加入后可以提高产品的稳定性，保持食品内部持水性，改善食品的形态、风味、色泽等的一类物质。现允许使用的水分保持剂有三聚磷酸钠、六偏磷酸钠、焦磷酸钠、磷酸氢二钠、磷酸二氢钠等10种。

16）营养强化剂。营养强化剂主要起补充食物中缺乏的营养物质或微量元素作用。我国规定允许使用的食品营养强化剂包括氨基酸类、维生素类、矿物类及多不饱和脂肪酸类等48种。

17）防腐剂。防腐剂的主要作用是抑制微生物的生长和繁殖，以延长食品的保存时间。我国规定使用的防腐剂有苯甲酸、苯甲酸钠、山梨酸、山梨酸钾、丙酸钙等25种。

18）稳定和凝固剂。稳定剂可稳定食品的物理性质或组织形态，凝固剂主要起凝固蛋白质的作用。我国允许使用的凝固剂和稳定剂有硫酸钙（石膏）、氯化钙、氯化镁（盐卤）、乙二胺四乙酸二钠、葡萄糖酸内酯等8种。

19）甜味剂。甜味剂为加入食品中呈现甜味的天然和合成物质。我国允许使用的甜味剂有甜菊糖苷、糖精钠、环己基氨基磺酸钠（甜蜜素）、天门冬酰苯丙氨酸甲酯（甜味素）、乙酰磺胺酸钾（安赛蜜）、甘草、木糖醇、麦芽糖醇等13种。

20）增稠剂。增稠剂主要用于改善和增加食品的黏稠度，保持流态食品、胶冻食品的色、香、味和稳定性，改善食品物理性状，并能使食品有润滑适口的感觉。我国允许使用的增稠剂有琼脂、明胶、羧甲基纤维素钠等25种。

21）香精、香料。食用香料为具有挥发性的含香物质，加入可使食品产生香味，或使由于加工引起的食品香味减弱恢复。我国允许使用的食用香料有574种，其中天然香料140种，合成香料434种，暂时允许使用的香料品种有163种。

另外，食品工业用加工助剂是指使食品加工能够顺利进行的各种辅助物质，与食品本身无关，如助滤、澄清、吸附、润滑、脱膜、脱色、脱皮、提取溶剂、发酵用营养物等。

3. 食品添加剂的毒性与危害

一般食品添加剂并不会对人体造成严重危害，但由于食品添加剂是长期少量地随同食品摄入的，这些物质可能在体内产生积累，对人体健康造成潜在的威胁。毒理学评价的急性毒性、致突变试验及代谢试验、亚慢性毒性和慢性毒性4个阶段的试验是制定食品添加剂使用标准的重要依据，凡属新化学物质或污染物，一般要求进行4个阶段的试验，证明无害或低毒后方可成为食品添加剂。

对于食品添加剂，专家指出"剂量决定危害"。例如食盐也是一种食品添加剂，谁都知道它是人体不可或缺的一种元素，但如果一次性大剂量食用食盐的话，也有可能造成人的急性死亡。各种食品添加剂能否使用、使用范围和最大使用量，各国都有严格规定并受法律制约。在使用食品添加剂以前，相关部门都会对添加成分进行严格的质量指标及安全性的检测。

发生与添加剂有关的食品安全问题，往往出在食品加工销售环节。有的是厂家缺乏食品安全意识，根本不顾添加剂的用量问题；有的是厂家设备简单陈旧；缺乏精确的计量设备，不能控制使用量，很容易出现超标的情况；还有一些厂家没有相关的先进设备，在添加防腐剂时常常出现搅拌不均匀的情况，这样也会造成产品中防腐剂含量过高。

过量地摄入防腐剂有可能会使人患上癌症，虽然在短期内一般不会有很明显的病状产生，但是一旦致癌物质进入食物链，循环反复、长期累积，不仅影响食用者本身健康，对下一代的健康也有不小的危害。摄入过量色素会造成人体毒素沉积，对神经系统、消化系统等都会造成伤害。

四、有机污染物

近几十年来，人类在创造物质文明的同时，也带来了严重的环境污染。在造成环境污染的各种因素中，化学物质占有很大的比重，几乎渗透到人类生产和生活的各个方面，这些物质在使用后被有意或无意地排放到环境中，有的转化为有毒有害物质，有的聚积，有的通过各种途径进入人体，造成危害。化学污染物包括无机污染物和有机污染物，本节主要讨论有机污染物，如多环芳烃、杂环胺、二噁英、N-亚硝基化合物等。

（一）多环芳烃

多环芳烃是一大类广泛存在于环境中的有机污染物，也是最早被发现和研究的化学致癌物。它是指由两个以上苯环连在一起构成的化合物，如联苯、蒽、菲、苯并［α］芘。虽然多环芳烃的基本单位是苯环，但苯环的数目和连接方式变化很大，它与苯的化学性质也不尽相同。

常见的具有致癌作用的多环芳烃多为 4~6 环的稠环化合物，国际癌症研究中心（IARC）1976 年列出的 94 种对实验动物致癌的化合物，其中 15 种属于多环芳烃。由于苯并［α］芘是第一个被发现的环境化学致癌物，而且致癌性很强，故常以苯并［α］芘作为多环芳烃的代表，它占全部致癌性多环芳烃的 1%~2%。

食品中的多环芳烃主要来源于食品加工过程中发生的裂解、热聚反应以及污染的环境。在食品加工过程中，特别是烟熏、火烤或烘烤过程中，油脂能发生裂解和热聚反应，产生苯并［α］芘。如冰岛人胃癌发病率很高，就与居民爱吃烟熏食物有一定的关系；石油产品，如沥青，含有多环芳烃，若在沥青铺成的马路上晾晒粮食，可造成粮食的多环芳烃污染。在污染的环境中，大气、水和土壤中的多环芳烃可以使粮食、水果和蔬菜受到污染。

多环芳烃污染的控制措施主要包括：

（1）改进食品加工烹调方法，尽量少用熏、炸、炒等方式。

（2）尽量使用天然气或以燃油代替燃煤，从而减少环境对食品的污染。

（3）减少油炸食品的食用量，尽量避免油脂的反复加热使用。

（4）粮食、油料种子不在沥青路上晾晒，以防沥青污染。

（二）杂环胺

杂环胺是一类带杂环的伯胺。杂环胺具有较强的致突变性，而且多数已被证明可诱发实验动物产生多种组织肿瘤，它对食品的污染以及对人体健康的危害日益引起人们的关注。

食品中杂环胺的来源：食品中的杂环胺来源于蛋白质的热解，所以几乎所有经过高温烹调的肉类食品都有致突变性，而不含蛋白质的食品致突变性很低或完全没有致突变性。食品在高温（100~300℃）条件下形成杂环胺的主要前体物是肌肉组织中的氨基酸和肌酸或肌酸酐。

杂环胺的合成主要受前体物含量、加工温度和时间的影响。实验证明，肉类在油煎之前添加氨基酸，其杂环胺产量比不加氨基酸的高许多倍；200摄氏度的油炸温度下，杂环胺主要在前5分钟形成，在5~10分钟形成速度减慢，再延长烹调时间不但不能使杂环胺含量增加，反倒使肉中的杂环胺含量有下降的趋势，其原因是前体物和形成的杂环胺随肉中的脂肪和水分迁移到锅底残留物中。如果将锅底残留物作为勾芡汤汁食用，那么杂环胺的摄入量将成倍增加。肉中的水分是杂环胺形成的抑制因素，所以，油炸、烧烤要比烘烤、煨炖产生的杂环胺多。除了肉类食品外，葡萄酒和啤酒也含有杂环胺。煎炸、烤鱼和肉类食品是膳食杂环胺的主要来源，而煎烤是我国常用的烹调鱼类和肉类食品的方法，因此应重视杂环胺的污染问题。

杂环胺的危害：在进行杂环胺的动物实验中发现，经口摄入咪喹啉（Imidazoquinoline，IQ）和2-氨基-1-甲基-6-苯基咪唑并［4，5-b］吡啶的动物出现心肌组织镜下改变，包括灶性细胞坏死伴慢性炎症、肌原纤维融化和排剂不齐以及T小管扩张等。心肌损伤的严重程度与IQ的累积剂量高度相关。

已进行的杂环胺致癌试验表明，杂环胺致癌的主要靶器官是肝脏，但大多数还可诱发其他多种部位的肿瘤。除了经口外，经皮肤涂抹、经膀胱灌输和经皮下注射杂环胺的致癌实验，也都得到阳性结果。

（三）二噁英

二噁英是2，3，7，8四氯二苯并二噁英的简称，也是TCDD和化学结构类似的多氯联苯芳香族一大类化合物的总称。这类化合物共有210种，分为两类族：多氯二苯并二噁英（TCDD）和多氯二苯并呋喃（PCDE），都是三环芳香族化合物，具有相似的物理和化学性质。多氯联苯类化合物（PCB）有209种，其中某些化合物也具有类似二噁英的毒性，因此都称为类似二噁英化合物。

1. 二噁英的来源

二噁英的主要来源有以下两个方面：一个是根据美国国家环保局（EPA）的调查，90%的二噁英主要来源于含氯化合物的燃烧；另一个非常重要的来源是包括生产纸张的漂白过程和化学工业生产的杀虫剂，与燃烧无关。EPA估计，大约有100种的杀虫剂与二噁英有关。氯在冶金、水消毒和一些无机化工中的使用，也是二噁英的重要来源。

2. 二噁英污染食品的途径

二噁英污染食品的途径主要有以下3个方面：

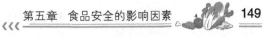

（1）通过食物链污染食品。二噁英污染空气、土壤和水体后，再通过食物链污染食品。1999年5月，比利时发生因饲料被二噁英污染，导致畜禽产品及乳制品含有高浓度的二噁英事件。

（2）通过意外事故污染食品。在食品加工过程中，由于意外事故导致二噁英污染食品。众所周知的米糠油事件（1979年）就是使用多氯联苯作为加热介质生产米糠油时，因管道泄漏，使多氯联苯进入米糠油中，最终导致2000多人中毒。

（3）纸包装材料的迁移。随着工业化进程的加快，食品包装材料也在发生改变。许多软饮料及奶制品采用纸包装，由于纸张在氯漂白过程中产生二噁英，作为包装材料可以发生迁移造成食品污染。

3. 二噁英的毒性及危害

二噁英已被国际癌症研究中心列为人类一级致癌物。WHO于1998年建议二噁英的限量标准为：每千克体重$1 \sim 4$皮克（1皮克＝$1/10^{12}$克），这比剧毒品氰化物限量标准（每千克体重0.005毫克）的$1/10^6$还要低。一次摄入或接触较大剂量可引起人急性中毒，出现头痛、头晕、呕吐、肝功能障碍、肌肉疼痛等症状，严重者可残废甚至死亡。长期摄入或接触较少剂量的二噁英会导致慢性中毒，可引起皮肤毒性（氯痤疮）、肝毒性、免疫毒性、生殖毒性、发育毒性以及致畸致癌性等。

4. 二噁英污染的控制

减少含氯芳香族化工产品（如农药、涂料和添加剂等）的生产和使用。改进造纸漂白工艺，采用二氧化氯或无氯剂漂白。采用新型垃圾焚烧炉或利用微生物降解技术，以减少二噁英的排放。加强对环境、食品和饲料中二噁英含量的检测。

二噁英类化学物质由于种类繁多、在环境中含量低和基体效应复杂等原因，目前世界上只有少数实验室具有检测二噁英的能力。检测方法主要有色谱法、免疫法两大类。

（四）N-亚硝基化合物

N-亚硝基化合物是氮原子上连有亚硝基的一类有机物，它包括亚硝胺和亚硝酰胺两种，是亚硝酸与胺类，特别是仲胺，合成的一大类化学物质。大多数N-亚硝基化合物具有不同程度的致癌作用，因而对人类健康造成极大危害。抗坏血酸、谷胱甘肽、半胱氨酸、维生素E、鞣酸和其他酚类物质在食品中以及实验动物的体内都能抑制N-亚硝基化合物的生成。

1. 食品中 N-亚硝基化合物的来源

自然界存在的 N-亚硝基化合物并不多，但其前体物质亚硝酸盐和胺类化合物却普遍存在，亚硝酸盐与胺在一定条件下通过下列反应可生成 N-亚硝基化合物。由于硝酸盐可以在硝酸盐还原菌的作用下转化为亚硝酸盐，所以也将硝酸盐划入 N-亚硝基化合物的前体。

（1）硝酸盐与亚硝酸盐。不同的作物，硝酸盐的含量差异很大。自然界存在的硝酸还原菌可以把硝酸盐转化为亚硝酸盐，特别是蔬菜中的硝酸盐，在蔬菜储存过程中亚硝酸盐的含量可迅速升高。如大白菜在采收当天，硝酸盐和亚硝酸盐的含量分别为 2600 毫克/千克与 87 毫克/千克，但在常温下存放 3 天后，硝酸盐和亚硝酸盐分别变为 1700 毫克/千克和 420 毫克/千克。此外，在蔬菜的腌制过程中，亚硝酸盐的含量也增高。如制作泡菜，亚硝酸盐的含量呈先升高后降低的趋势，在腌制初期亚硝酸盐含量上升的幅度不大，以后逐渐上升，至 15 天左右达高峰，然后再缓慢下降。鱼和肉制品的亚硝酸盐来源于人为的添加，亚硝酸盐能抑制一些腐败菌的生长，特别是可抑制肉毒梭状芽孢杆菌的生长，还可使肉制品呈现鲜艳的红色，所以利用亚硝酸盐作为发色剂应用于肉制品中，达到发色与防腐的目的。

（2）胺类。胺类广泛存在于动物性和植物性食品中，因为蛋白质、氨基酸、磷脂等胺类的前体物是各种天然食品的成分，有人分析了一些蔬菜中的胺类，发现胡萝卜中仲胺的含量很高；另外，在鱼组织中，二甲胺的含量多达 100 毫克/千克以上。鱼和肉产品中仲胺的含量随其新鲜程度、加工过程和储藏而变化，无论是晒干、烟熏或是装罐等均可导致仲胺的含量增加。

1）鱼、肉制品中亚硝胺含量。鱼和肉类食物中，含有少量的胺类，但鱼和肉的腌制和烘烤加工，尤其是油煎烹调时，能分解出一些胺类化合物。腐烂变质的鱼和肉，也分解出胺类。其中包括二甲胺、三甲胺、脯氨酸、腐胺、脂肪族聚胺、精胺、吡咯烷、氨基乙酰、甘氨酸和胶原蛋白等，这些化合物与亚硝酸作用可生成亚硝胺。

2）乳制品中的亚硝胺。一些乳制品中，如干奶酪、奶粉、奶酒等，存在微量的挥发性亚硝胺。亚硝胺含量在 0.5~5.2 微克/千克范围内。

3）蔬菜水果中的亚硝胺。蔬菜水果中含有大量硝酸盐和亚硝酸盐，可与蔬菜和瓜果中的胺类反应，生成微量的亚硝胺。亚硝胺含量在 0.013~6.0 微克/千克范围内。

4）啤酒中的亚硝胺。在啤酒的酿制过程中，大麦芽在窑内直接用火加热干燥时，会产生二甲基亚硝胺。在世界各国的啤酒中，几乎都能检出微量的二甲基亚硝胺（NDMA）。1979 年对市场上 158 种啤酒样品做了亚硝胺含量分析，其中，

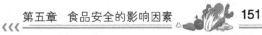

70%的样品中含有NDMA，平均含量为2.7微克/千克。1997年等对福建省52份啤酒样品进行了 NDMA 分析，NDMA 含量为 0.9～9.5 微克/升，检出率为65.4%。

2. N-亚硝基化合物对人体的危害

许多动物实验证明，N-亚硝基化合物具有致癌作用，但 N-亚硝胺是前致癌物，需在人体代谢活化后才具有致癌作用。目前尚未发现有一种动物对 N-亚硝基化合物的致癌作用有抵抗力。

亚硝胺毒性的一个显著特点是具有对神经器官诱发肿瘤的能力，由于这一原因，被认为是人们所知的最多面性的致癌物质。另外值得注意的是 N-亚硝基化合物可通过胎盘屏障，引起后代肿瘤。动物实验表明，动物在胚胎期对 N-亚硝基化合物的致癌作用敏感性明显高于出生后或成年，这也提示孕妇应避免过量食用含有相当高的致癌物的食品。

3. N-亚硝基化合物危害的控制

人体中 N-亚硝基化合物的来源有两种，一是由食物摄入，二是体内合成。无论是食物中的亚硝胺，还是体内合成的亚硝胺，其合成的前体物质都离不开亚硝酸盐和胺类，因此减少亚硝酸盐的摄入是预防亚硝基化合物危害的有效措施。

（1）防止食物霉变及其他微生物的污染。食品发生霉变或其他微生物污染时，可将硝酸盐还原为亚硝酸盐，当存在硝酸还原菌时，这一作用更快更强。为此，在食品加工时，应保证食品新鲜，防止微生物污染。

（2）控制食品加工中硝酸盐及亚硝酸盐的使用量。这可以减少亚硝基化合物前体的量，在加工工艺可行的情况下，尽量使用亚硝酸盐及硝酸盐的替代品，如在肉制品生产中用维生素 C 作为发色剂等。

（3）合理使用肥料，适当施用钼肥。蔬菜水果中的硝酸盐和亚硝酸盐含量与农业用肥有关，当植物光合作用发生障碍时，过剩的硝酸盐和亚硝酸盐可蓄积在植物体内，造成污染。研究表明，使用钼肥可降低硝酸盐含量，如白萝卜和大白菜施用钼肥后，亚硝酸盐含量平均下降26.5%。

（4）改善和提高饮食卫生习惯。我国学者发现，大蒜中的大蒜素可抑制胃内硝酸盐还原菌，使胃内亚硝酸盐含量明显下降。由于维生素 C 和多酚类物质对亚硝胺的生成有阻断作用，建议多食新鲜蔬菜、水果，另外少食腌制、熏制的鱼肉制品和蔬菜；勤刷牙，注意口腔卫生，减少硫氰酸根的分泌量。

（5）制定食品中 N-亚硝基化合物的允许限量标准。我国对 N-亚硝基化合物危害十分重视，已制定了海产品和肉制品中 N-亚硝基化合物的限量卫生标准（GB 9677-1998）。其中海产品中：N-二甲基亚硝胺不大于 4 微克/千克，N-二乙基亚硝胺不大于 3 微克/千克；肉制品中：N-二甲基亚硝胺不大于 7 微克/千克，N-二乙基亚硝胺不大于 5 微克/千克。

第三节　物理性危害因素

物理危害包括任何在食品中发现的不正常的有潜在危害的外来物。物理性危害是最常见的消费者投诉问题。因为伤害立即发生或吃后不久发生，并且伤害的来源是经常容易确认的。表 5-2 列出了有关物理性危害及其来源、可能导致的危害。除此之外，物理性危害还有头发、尘埃、油漆及其碎片、铁锈、机油、垃圾、纸等。物理性危害的来源包括原料、水、粉碎设备、加工设备、建筑材料和员工本身。这类物理性危害主要是运输和储藏过程中不小心混入，也有可能是故意破坏加入。

表 5-2　食品中能引起物理性危害的材料及来源

物理危害	来　源	潜在危害
玻璃	瓶子、罐、灯罩、温度计、仪表表盘	剖伤、流血，或需要外科手术查找并去除危害物
金属	机器、农田、大号铅弹、鸟枪子弹、电线、订书钉、建筑物、雇员	剖伤、窒息、感染，或需要外科手术查找并去除危害物
木屑	原料、货盘、盒子、建筑材料	剖伤、窒息、感染，或需要外科手术查找并去除危害物
石头	原料、建筑材料	窒息、损坏牙齿
绝缘体	建筑材料	窒息，若异物是石棉则会长期不适
昆虫	原料、工厂内	疾病、外伤、窒息
塑料	原料、包装材料、货盘、加工	窒息、剖伤、感染，或需要外科手术查找并去除危害物
骨头	不良加工过程	窒息、外伤

FDA 一个下属机构在某年收到 10923 项与有关食品的投诉。投诉最多的是食品中存在异物，占总数的 25%，这种异物就是物理性危害。

第六章

食品安全的管理体系 ‹‹‹

第一节　GMP 食品安全管理体系

一、GMP 的定义

GMP 是英文 Good Manufacturing Practice 的缩写，中文意思是良好作业规范，或是优良制造标准，是一种特别注重制造过程中产品质量与卫生安全的自主性管理制度。GMP 在确保食品安全性方面是一种重要的保证措施。GMP 强调食品生产过程（包括生产环境）和储运过程的品质控制，尽量将可能发生的危害从规章制度上加以严格控制，可以说，GMP 是执行 HACCP 的基础。

二、GMP 的起源和发展

20 世纪 60 年代欧洲发生了震惊世界的"反应停"事件，在 17 个国家造成 12000 多例畸形婴儿，这是 20 世纪波及全球的最大药物灾难，这一灾难促使了 GMP 的诞生。1962 年美国坦普尔大学的 6 名制药专家编写了 GMP，1963 年美国食品药品管理局（FDA）颁布了世界上第一部药品 GMP，并于第二年开始实施。1969 年，美国公布了《食品制造、加工、包装储存的现行良好制造规范》。1975 年 11 月，WHO 正式公布 GMP。美国在食品 GMP 的执行和实施方面做了大量的工作，1996 年版的美国 CGMP 第 110 节内容包括：定义、现行良好生产规范、人员、厂房及地面、卫生操作、卫生设施和设备维护、生产过程及控制、仓库与运销、食品中天然的或不可避免的危害控制等。除了上述基本准则外，美国尚制定有各类食品的 GMP，如熏鱼的 GMP、低酸性罐头食品的 GMP、酸性食品的 GMP、冻结原虾（经处理）的 GMP、瓶装饮用水的 GMP、辐照食品的 GMP 等。

到目前为止，世界上已有 100 多个国家和地区实施了 GMP 制度，日本、英国、新加坡等很多先进国家也都引用了食品 GMP，因为此制度主要用于食品的管理，所以我们习惯上称之为食品 GMP。1975 年，日本厚生省参照美国食品 GMP 制定了食品的卫生规范，但在执行上仅起到技术性行政指导作用，在法律上不具约束力，仅作为推动企业自身管理的技术指引。而日本农林水产省主管食品品质，其依照《农林产品规格化与质量指示合格化》（又称 JAS 制度）进行管理，它包括 JAS 规格制度与质量指示基准制度两种。前者属自愿性，后者具有强制性质。

我国台湾地区的食品工业受外国大公司（尤以日本）的影响较大，比较重视食品 GMP 的实施。1985 年试行婴儿配方食品的 GMP，1989 年全面推行食品 GMP 标准（分通则、专则规范及 GMP 验证制度），包括《食品 GMP 推行方案》及《食品 GMP 认证制度实施办法》，很多食品工厂完成了食品 GMP 认证。

我国食品质量管理自 1949 年以来就备受重视，改革开放以后发展迅速。1979 年 7 月 31 日国务院颁发了《标准化管理条例》，到 1992 年年底已发布了 1374 项有关食品的标准，其中国家标准占 62%。1982 年 11 月 29 日第五届全国人民代表大会第 25 次会议通过《中华人民共和国食品卫生法》，对食品、食品添加剂、食品容器、包装材料和食品用工具、设备的卫生、食品卫生标准和管理办法的制定，食品卫生管理，食品卫生监督、法律责任等作出规定，是我国食品生产必须遵守的法律。我国食品企业质量管理规范的制定工作起步于 20 世纪 80 年代中期，从 1988 年至今，卫生部颁布了一个食品企业通用 GMP 和若干个专用的食品 GMP，并作为强制性标准予以发布。《食品企业通用卫生规范（GB 14881—1994）》已经更新为（GB 14881—2013）版，该规范规定了食品生产过程中原料采购、加工、包装、储存和运输等环节的场所、设施、人员的基本要求和管理准则，以法规的形式对食品进行强制管理。专用的食品 GMP 有罐头、白酒、啤酒、酱油、食醋、膨化食品、保健食品的 GMP 等。

三、GMP 的基本内容

通常我们将 GMP 的管理要素归纳为以下八个部分：机构与人员，厂房、设施和设备，物料与产品管理，确认和验证，质量控制和质量保证，生产管理，自动化与计算机系统，质量风险管理。为便于理解，人们往往将其重点概括为 4M：人员（Man）要由适合的人员来制造与管理；原料（Material）要选用良好的原材料来制造；设备（Machines）要采用标准的厂房和机器设备；方法（Methods）要按照既定的适宜的方法来制造。所以 GMP 实际上是一种包括 4M 管理要素的质量保证制度，其实施的主要目的包括三方面：降低食品制造过程中人为的错误；防止食品在制造过程中遭受污染或品质劣变；要求建立完善的质量管理体系。

第二节　SSOP 食品安全管理体系

一、SSOP 的定义

SSOP 是英文 Sanitation Standard Operating Procedure 的缩写，其中文意思为

"卫生标准操作程序"，是食品加工厂为了保证达到 GMP 规定的要求，确保加工过程中消除不良的因素，使其加工的食品符合食品卫生要求制定的用于指导食品生产加工过程中如何实施清洗、消毒和卫生保持的指导性文件。企业可根据法规和自身需要建立文件化的 SSOP。

二、SSOP 的起源和发展

20 世纪 90 年代，美国频繁爆发食源性疾病，造成每年 700 万人次感染和 7000 人死亡。调查数据显示，其中有大半感染或死亡的原因与肉、禽产品有关。这一结果促使美国农业部（USDA）重视肉、禽产品的生产状况，并决心建立一套涵盖生产、加工、运输、销售所有环节在内的肉禽产品的生产安全措施，从而保障公众的健康。1995 年 2 月颁布的《美国肉、禽产品 HACCP 法规》中第一次提出了要求建立一种书面的常规可行程序，即卫生标准操作程序（SSOP），确保生产出安全无掺杂的食品。1995 年 12 月美国食品药品管理局（Food and Drug Administration，简称 FDA）颁布的《美国水产品的 HACCP 法规》中进一步明确了 SSOP 必须包括的 8 个方面及验证等相关程序，从而建立了 SSOP 的完整体系。GMP 是卫生法规，是政府颁发的强制性法规，而企业的 SSOP 文本是由企业自己编写的卫生标准操作程序。企业通过实施自己的 SSOP 达到 GMP 的要求。从此，SSOP 一直作为 GMP 和 HACCP 的基础程序加以实施，成为完成 HACCP 体系的重要前提条件。

三、SSOP 的基本内容

（一）水（冰）的安全

（1）生产用水（冰）的卫生质量是影响食品卫生的关键因素，食品加工厂应有充足供应的水源。对于任何食品的加工，首要的一点就是要保证水的安全。食品加工企业的 SSOP 首先要考虑与食品接触或与食品接触物表面接触用水（冰）来源与处理应符合有关规定，并要考虑非生产用水及污水处理的交叉污染问题。

（2）水源。使用城市公共用水要符合国家饮用水标准；使用自备水源，如井水、海水的，要考虑周围环境、井深度、季节变化、污水排放等因素对水的污染；两种供水系统并存的企业应采用不同颜色管道，防止生产用水与非生产用水混淆。

（3）国家饮用水源标准。《国家生活饮用水标准》（GB 5749—2006）。

（4）其他水源标准。《海水水质标准》（GB 3097—1997）。

（5）监控。无论是城市公用水还是用于食品加工的自备水源，都必须充分有效地加以监控，经官方检验有合格的证明后方可使用。企业监测项目大致有余氯、微生物等。企业对水中余氯的监测应每天一次，一年对所有水龙头都要监测，企业对水中微生物监测至少每月一次。当地卫生部门对城市公用水全项目每年至少监测一次，并有报告正本，对自备水源监测频率要增加，一年至少两次。

（6）供水设施。供水设施要完好，一旦损坏后应能立即维修好。管道的设计要防止冷凝水集聚下滴污染裸露的加工食品，防止饮用水管、非饮用水管及污水管间交叉污染；另外，需配备水管龙头真空排气阀，水管离水面距离应2倍于水管直径，以防止水倒流。

（7）操作。清洗、解冻用流动水，清洗时应防止污水溢溅；软水管使用不能拖在地面，不能直接浸入水槽中；供水网络图是质量管理的基础资料，工厂要保管好详细的供水网络图，水龙头按序编号，以便日常对生产供水系统的管理与维护。

（8）废水排放。污水处理要符合国家环保部门的规定，符合防疫的要求，处理池地点的选择应远离生产车间。废水排放：设置地面处理（坡度）一般为1%~1.5%斜坡；案台等及下脚料盒（直接入沟）；清洗消毒槽废水排入（直接入沟），废水流向为由清洁区向非清洁区，地沟的明沟加不锈钢算子，与外界接口有水封防虫装置。

（9）生产用冰。直接与产品接触的冰必须采用符合饮用水标准的水制造，制冰设备和盛装冰块的器具必须保持良好的清洁卫生状况，冰的存放、粉碎、运输、盛装储存等都必须在卫生条件下进行，防止与地面接触造成污染。

（10）纠偏。监控发现加工用水存在问题或管道有交叉连接时应终止使用这种水源和终止加工，直到问题得到解决。对水的监控、维护及其他问题的处理都要做记录并保存起来。

（二）与食品接触的表面（包括设备、手套、工作服）的清洁度

（1）与食品接触的表面包括加工设备，案台和工器具，加工人员的工作服、手套，包装物料等。

（2）监控的内容。食品接触面的条件、清洁和消毒、消毒剂类型和浓度、手套和工作服的清洁状况。

（3）监控的方法。有视觉检查、化学检测（消毒剂浓度）、表面微生物检查，监控频率视使用条件而定。

（4）材料和制作。采用耐腐蚀、不生锈、表面光滑、易清洗的无毒材料；不用木制品、纤维制品、含铁金属、镀锌金属、黄铜等；设计安装及维护方便，便于卫生处理；制作精细，无粗糙焊缝、凹陷、破裂等；始终保持完好的维修状态；在加工人员错误安装的情况下不至于造成严重后果。

（5）清洗消毒。对于加工设备与工器具，首先彻底清洗、消毒（82℃热水、

碱性清洁剂、含氯碱、酸、酶、消毒剂、余氯 $200×10^{-6}$ 浓度、紫外线、臭氧）、再冲洗，设有隔离的工器具洗涤消毒间（不同清洁度工器具要分开）。工作服和手套应集中由洗衣房清洗消毒（专用洗衣房，设施与生产能力相适应），不同清洁区域的工作服分别清洗消毒，清洁工作服与脏工作服分区域放置，存放工作服的房间应设有臭氧、紫外线等设备，且干净、干燥和清洁。大型设备在每班加工结束后清洗消毒，工器具的清洗消毒根据不同产品而定，被污染后立即进行。在更衣室、厕所等采用空气消毒，空气消毒的方法有紫外线照射法，每 $10\sim15$ 平方米安装一支 30 瓦紫外线灯，消毒时间不少于 30 分钟，空气温度低于 20 摄氏度、高于 40 摄氏度时、湿度大于 60% 时，要延长消毒时间。在加工间、更衣室等采用臭氧消毒法，一般消毒 1 小时。在冷库、保温车等采用药物熏蒸法，用过氧乙酸、甲醛，使用量为每平方米 10 毫升。

（6）纠偏。在检查发现问题时应采取适当的方法及时纠正，如再清洁、消毒、检查消毒剂浓度、培训员工等。记录包括每日卫生监控记录和检查纠偏记录。

（三）防止发生交叉污染

（1）造成交叉污染的来源。工厂选址、设计、车间不合理；加工人员个人卫生不良；清洁消毒不当；卫生操作不当；生熟产品未分开；原料和成品未隔离等。

（2）预防。工厂选址、设计；周围环境不造成污染；厂区内不造成污染；按有关规定（提前与有关部门联系）。

（3）车间布局。工艺流程布局合理；初加工、精加工、成品包装分开；生、熟加工分开；清洗消毒与加工车间分开；所用材料易于清洗消毒。

（4）明确人流、物流、水流、气流方向。人流从高清洁区到低清洁区；物流不造成交叉污染，可用时间空间分隔；水流从高清洁区到低清洁区；气流入气控制，正压排气。

（5）加工人员卫生操作。洗手、首饰、化装、饮食等的控制；培训。

（6）监控。在开工时、交班时、餐后续加工时进入生产车间；生产时连续监控；产品储存区域（如冷库）每日检查。

（7）纠偏。发生交叉污染时，要采取措施以防止再发生；必要时停产，直到有改进；如有必要，评估产品的安全性；增加培训程序。

（8）记录。消毒控制记录，改正措施记录。

（四）手的清洗和消毒、厕所设备的维护与卫生保持

（1）洗手消毒的设施。采用非手动开关的水龙头；在冬季有温水供应，洗

手的消毒效果更好；有合适的洗手消毒设施，以每 10～15 人设一水龙头为宜；有流动消毒车。

（2）洗手消毒方法和频率。消毒方法，清水洗手——用皂液或无菌皂洗手——冲净皂液——于 $50×10^{-6}$（余氯）消毒液浸泡 30 秒——清水冲洗——干手（用纸巾或毛巾）。每次进入加工车间时都要洗手消毒，手接触污染物后应根据不同加工产品规定确定消毒频率。

（3）监测。每天至少检查一次设施的清洁与完好；卫生监控人员巡回监督；化验室定期做表面样品微生物检验；检测消毒液的浓度。

（4）厕所设施与要求。厕所位置与车间建筑连为一体，门不能直接朝向车间，有更衣、换鞋设备。厕所数量与加工人员相适应，每 15～20 人设一个为宜。手纸和纸篓保持清洁卫生。设有洗手设施、消毒设施和防蚊蝇设施。通风良好，地面干燥，保持清洁卫生。进入厕所前要脱下工作服和换鞋，方便之后要洗手和消毒。

（5）设备的维护与卫生保持。设备保持正常运转，卫生保持良好以不造成污染。

（6）纠偏。检查发现问题后则立即纠正。

（7）记录。每日卫生监控记录、消毒液温度记录。

（五）防止食品被掺杂

（1）防止食品、食品包装材料和食品所有接触表面被微生物、化学品及物理的污染物沾污，如清洁剂、润滑油、燃料、杀虫剂、冷凝物等。

（2）污染物的来源。被污染的冷凝水、不清洁水的飞溅、空气中的灰尘颗粒、外来物质、地面污物、无保护装置的照明设备、润滑剂、清洁剂、杀虫剂、化学药品的残留、不卫生的包装材料。

（3）包装物料的控制。包装物料存放库要保持干燥清洁、通风、防霉，内外包装分别存放，上有盖布，下有垫板，并设有防虫鼠设施。每批内包装进厂后要进行微生物检验，细菌数小于 100 个/平方厘米，致病菌要求未检出，必要时进行消毒。冷凝水控制包括车间温度控制、车间良好通风、车间顶棚呈圆弧形、提前降温、及时清扫、食品的储存库保持卫生、化学品的正确使用和妥善保管。

（4）监控。监控任何可能污染食品或食品接触面的掺杂物，如潜在的有毒化合物、不卫生的水（包括不流动的水）和不卫生的表面所形成的冷凝物。建议在生产开始时及工作时间每 4 小时检查一次。

（5）纠偏。除去不卫生表面的冷凝物，用遮盖防止冷凝物落到食品、包装材料及食品接触面上，清除地面积水、污物、清洗化合物残留，评估被污染的食品，对员工培训以使其正确使用化合物。

（六）有毒化学物质的标记、储存和使用

（1）食品的加工厂有可能使用的化学物质。洗涤剂、消毒剂次氯酸钠、杀虫剂、润滑剂、食品添加剂亚硝酸钠和磷酸盐等。

（2）有毒化学物质的储存和使用。编写有毒有害化学物质一览表。使用的化合物有主管部门批准生产、销售的证明和使用说明，主要成分、毒性、使用剂量和注意事项。用单独的区域和带锁的柜子储存，防止随便乱拿，设有警告标示。化合物应正确标识，标识清楚，标明有效期，使用需做记录，应由经过培训的人员管理。

（3）监控。经常检查确保符合要求，建议一天至少检查一次，全天都应注意。

（4）纠偏。转移存放错误的化合物；对标记不清的拒收或退回；对保管、使用人员进行培训。

（七）雇员的健康与卫生控制

（1）食品企业的生产人员（包括检验人员）是直接接触食品的人，其身体健康及卫生状况直接影响食品卫生质量。根据食品卫生管理法规定，凡从事食品生产的人员必须体检合格，获有健康证者方能上岗。

（2）检查。员工的上岗前健康检查，定期健康检查，每年进行一次体检。

（3）食品生产企业应制订体检计划，并设有体检档案，凡患有有碍食品卫生的疾病，如病毒性肝炎、活动性肺结核、肠伤寒及其带菌者、细菌性痢疾及其带菌者、化脓性或渗出性脱屑皮肤病患者、手外伤未愈合者不得参加直接接触食品加工，痊愈后经体检确认合格后可重新上岗。

（4）生产人员要养成良好的个人卫生习惯，按照卫生规定从事食品加工，进入加工车间应更换清洁的工作服、帽、口罩、鞋等，不得化妆、戴首饰和手表等。

（5）食品生产企业应制订卫生培训计划，定期对加工人员进行培训，并记录存档。

（6）监督。控制可能出现的食品、食品包装材料和食品接触面的微生物污染。

（7）纠偏。调离患有有碍食品卫生疾病的生产人员，直至痊愈。

（8）记录。健康检查记录、每日卫生检查记录。

（八）昆虫与鼠类的扑灭及控制

（1）害虫主要包括啮齿类动物、鸟和昆虫等携带某种人类疾病源菌的动物。

通过害虫传播的食源性疾病的数量巨大，因此虫害的防治对食品加工厂是至关重要的。害虫的灭除和控制包括加工厂（主要是生区）全范围，甚至包括加工厂周围，重点是厕所、下脚料出口、垃圾箱周围、食堂、储藏室等。食品和食品加工区域内保持卫生对控制害虫至关重要。

（2）去除任何可以产生害虫的滋生地，如废物、垃圾堆积场地，不用的设备、产品废物和未除尽的植物等是减少害虫的因素。安全有效的害虫控制必须由厂外开始。因为害虫能从厂房的窗、门和其他开口，如开的天窗、排污洞和水泵管道周围的裂缝等进入加工设施区。采取的主要措施包括：清除滋生地，注意对可进入害虫的风幕、纱窗、门帘等进行密封，适宜的挡鼠板、翻水弯等；还包括产区用的杀虫剂、车间入口用的灭蝇灯及粘鼠胶、捕鼠笼等，但不能用灭鼠药。

（3）家养的动物如用于防鼠的猫和用于护卫的狗或宠物，不允许在食品生产和储存区域出现。由这些动物引起的食品污染会构成与害虫引起的类似的风险。

第三节　HACCP 食品安全管理体系

一、HACCP 食品安全管理体系

（一）HACCP 的定义

HACCP 是英文 Hazard Analysis and Critical Control Point 的缩写，其中文意思为危害分析与关键控制点。它是一种在食品生产过程中控制食品安全卫生质量的预防系统。国际标准《食品卫生通则（1997 修订 3 版）》（CAC/RCP-1）对 HACCP 的定义为：鉴别、评价和控制对食品安全至关重要的危害的一种体系。我国国家标准《食品工业基本术语》（GB/T 15091—1994）对 HACCP 的定义为：生产（加工）安全食品的一种控制手段，对原料、关键生产工序及影响产品安全的人为因素进行分析，确定加工过程中的关键环节，建立、完善监控程序和监控标准，采取规范的纠正措施。

（二）HACCP 的起源和发展

HACCP 最初是由美国太空总署 NASA、陆军 Natick 实验室和美国 Pillsbury 公司在 20 世纪 60 年代为了生产百分之百安全的航天食品而设计的食品安全控制系统。当时，为了尽可能减少风险，确保宇航食品高度安全，Pillsbury 公司花费了大量的人力和物力进行检测，但最终产品成本难以接受，并且靠最终的检验控制食品质量并不能防止不合格产品的减少。为解决这一问题，Pillsbury 公司率先提出了通过过程控制食品安全的概念，这就是 HACCP 的雏形。国际食品法典委员会（CAC）制订的《食品卫生通则》包括了《HACCP 体系及应用准则》的内容，标准体现了相互沟通、体系管理、前提方案、HACCP 原理关键原则，同时使 HACCP 的结构和技术内容不断得到扩展、完善和提升。

目前，HACCP 理念和食品安全控制体系已被国际和国内认可和接受，并广泛应用于食品及相关产品，在食品安全技术发展的过程中，国际食品法典委员会以及经济发达国家，如美国、欧盟、加拿大、澳大利亚、日本等国起到了有效的推动作用。

我国自 20 世纪 80 年代引进 HACCP，起初我国对于 HACCP 的实施只是探讨且由于进出口的要求而处于应对发展阶段。20 世纪 90 年代初，出入境检验系统陆续发布了出口食品的卫生规范。HACCP 的全面推广应用是在 2002 年之后展开的，2002 年 3 月，中国国家认证认可监督管理委员会（CNCA）发布了《食品生产企业危害分析与关键控制点（HACCP）管理体系认证管理规定》，由此拉开了我国食品企业 HACCP 认证的序幕。2004 年国家认证机构认可委员会（CNAB）发布了《基于 HACCP 的食品安全管理体系规范》，许多大型的食品生产企业建立了食品安全体系，取得了食品安全认证资格。2005 年，CNCA 组织开展了国家"十五"科技攻关项目"食品企业和餐饮业 HACCP 体系建立和实施"，起草制定了《食品安全管理体系要求》（HACCP-EC-01）通用评价准则，该标准已经在肉制品、水产品、速冻果蔬、餐饮业等食品行业推广应用。2009 年，中华人民共和国国家质量监督检验检疫总局发布了《危害分析与关键控制点（HACCP）体系食品生产企业通用要求》，后期又出台了许多食品企业 HACCP 的应用规范。

（三）HACCP 的七个原理

1. 危害分析和预防措施

首先要找出与品种有关和与加工过程有关的可能危及产品安全的潜在危害，然后确定这些潜在危害中可能发生的显著危害，并对每种显著危害制定预防措施。危害是指有可能引起食物不安全的生物、化学或物理的因素。显著危害是指可能发生、一旦发生对消费者构成不可接受的健康风险，HACCP 只把重点放在控制显著危害上。危害的来源主要有两个：

（1）原料在种养、收获、运输过程中形成或受环境的污染。

（2）在食品加工过程中形成的或受到的污染。

危害一般分为以下三大类：

（1）生物危害，如致病菌、病毒、寄生虫等。

（2）化学危害，如农药、兽药残留，违规使用的饲料添加剂，工业化学品污染物，各种有毒化学元素，如铅、砷、汞、氰化物以及微生物代谢产生的有毒物质，如金黄色葡萄球菌肠毒素、肉毒杆菌毒素、黄曲霉毒素、贝毒素等。

（3）物理危害，如碎玻璃、金属碎屑等可导致人体伤害的物质。

2. 确定关键控制点（CCP）

关键控制点（CCP）是指对食品加工过程的某一点、某一步骤或工序进行控制后，就可以防止、消除食品危害或减少到可接受的水平。有效的控制包括：

（1）防止发生，如改变食品中的 pH 值到 4.6 以下，可以使致病性细菌不能生长，或添加防腐剂、冷藏或冷冻能防止细菌生长。改进食品的原料配方，以防止化学危害，如食品添加剂的危害发生。

（2）消除危害，如加热可以杀死所有的致病性细菌，冷冻至−38℃可以杀死寄生虫，金属检测器可以消除物理的危害。

（3）将危害减少到一定水平，有时候有些危害不能防止发生，也不能消除，只能减少或降低到一定水平。如对于生吃的或半生的贝类，其生物化学危害只能从开放的水域、捕捞者以及贝类管理机构来进行控制，但这绝不能保证防止危害发生，也不能消除。

CCP 是动态的，不是静态的。有时一个危害需要多个 CCP 来控制，而有时一个 CCP 点可以控制多个危害。

3. 建立关键限值（CL）

关键限值是一个与 CCP 相联系的每个预防措施所必须满足的标准，一个关键限值表示用来保证一个生产操作生产出安全产品的界限。应对确定的关键控制点的每一个预防措施确定关键限值。每个 CCP 必须有一个或多个关键限值用于每个重大危害，当加工偏离了关键限值时，应采取纠偏行动来保证食品安全。关键限值的建立需要进行实验或从科学刊物、法规性指标、专家及实验研究会中收集信息。

4. 建立关键控制点监控程序

监控程序是指实施一个有计划的连续观察和测量以评估一个 CCP 是否受控，并且为将来验证时使用做出精确的记录。监控程序的建立包括监控什么、如何监控、监控频率和谁来监控等内容的程序，以确保关键限值完全符合要求。

5. 纠偏行动

纠偏行动是指当发生偏离或不符合关键限值时所采取的步骤，确定当发生关键限值偏离时可采取的纠偏行动，以确保恢复对加工的控制，并确保没有不安全的产品销售出去。

6. 验证程序

验证程序是指除监控方法之外，用来确定 HACCP 体系是否按 HACCP 计划运作或计划是否需要修改及再确认、生效所使用的方法、程序或检测及审核手段。验证活动包括：

（1）确认。

（2）CCP 的验证，包括监控设备的校正、针对性的取样和检测、CCP 记录的复查等。

（3）HACCP 计划有效运行的验证，包括审核和最终产品的微生物（化学）检验等。

7. 保存文件和记录

建立有效的记录保存程序，以文件证明 HACCP 体系。HACCP 体系的记录文件包括 HACCP 计划和用于制订计划的支持性文件、关键控制点监控的记录、纠偏行动的记录、验证活动的记录等多种。

（四）6S 管理法

6S 现代企业管理模式这一管理方法首先在日本企业应用。6S 现代企业管理模式的作用包括现场管理规范化、日常工作部署化、物资摆放标识化、厂区管理整洁化、人员素养整齐化、安全管理常态化。

1. 整理

将工作场所的任何物品区分为有必要和没有必要的，除了有必要的留下来，其他的都移除到临时区或暂放区待命或直接消除掉。

目的：腾出空间，空间活用，防止误用，杜绝错用，塑造清爽的工作场所。

2. 整顿

把留下来的必要的物品依规定位置摆放，放置整齐且加以标示或说明。

目的：工作场所一目了然，消除寻找物品的时间；整整齐齐的工作环境，消除过多的积压物品。

3. 清扫

将工作场所内所有的地方清扫干净，保持工作场所干净、亮丽的环境。

目的：稳定品质，减少工业伤害。

4. 清洁

维持上面 3S 的成果。

5. 素养

全员养成良好的习惯，并遵守规则做事，培养积极主动的精神（也称习惯性）。

目的：培养有好习惯、遵守规则的员工，营造团队精神。

6. 安全

重视全员安全教育，每时每刻都有安全第一观念，防患于未然。

目的：建立起安全生产的环境，所有的工作应建立在安全的前提下。

由于整理（Seiri）、整顿（Seiton）、清扫（Seiso）、清洁（Seiketsu）、素养（Shitsuke）的日语罗马拼音均以 "S" 开头，故最早简称 "5S"。我国企业在引进这一管理模式时加上了英文的 "安全（Safety）"，因而称 "6S" 现场管理法。

二、餐饮企业 HACCP 管理体系的建立

餐饮企业 HACCP 的流程建立一共分为 12 个步骤，如图 6-1 所示。

（一）建立 HACCP 的 5 个预先步骤

1. 组建 HACCP 工作小组

这个工作小组的成员应该是来自本企业内与质量管理有关的各主要部门和单位的代表，他们中间应包括熟悉生产工艺和工装设备的技术专家和具备食品加工卫生管理和检验知识的人员，其中，至少小组的负责人应接受过有关 HACCP 原理及应用知识的培训。必要时，企业也可以在这方面寻求外部专家的帮助以制订 HACCP 计划的工作步骤。

2. 产品描述

菜品品种繁多、花样经常翻新是各种类型、各种规模餐饮企业的共同特点。因此，餐饮企业在建立 HACCP 的过程中应先根据菜品加工特点进行归类，然后再进行描述。菜品描述内容见表 6-1。

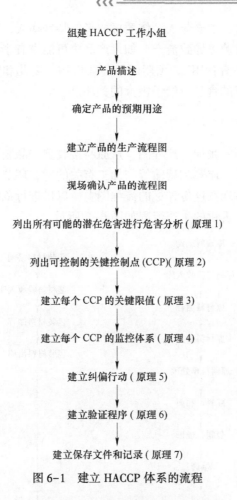

图 6-1 建立 HACCP 体系的流程

表 6-1 菜品描述内容

产品名称	烹饪原料	加工方法	成品特性	盛装方式	储存条件	运送方式	信用期限	消费对象

3. 确定产品的逾期用途

首先要考虑的是消费者将会如何使用他们的产品，会出现哪些错误的使用方法，这样的使用会给消费者的健康带来什么样的后果。即食食品、充分加热后食用的食品或其他作为原料使用的食品因用途不同，其危害分析结果和危害的控制方法也是不同的。还要了解该餐饮食品是否专门针对那些特殊的群体，他们可能易于生病或受到伤害，如老年人、体质虚弱者等特殊病人、婴儿或免疫系统受损害的人。例如李斯特菌可导致流产，如果产品中可能带有李斯特菌，就应在产品标签上注明"孕妇不宜食用"。预期用于公共机构、婴儿和特殊病人的食品较那些用于一般公众市场的食品应给予极大的关注。

4. 建立产品的生产流程图

对每个产品绘制一张加工流程图，从原料接收到产品装运出厂，整个产品的前处理、加工、包装、储藏和运输等与加工有关的所有环节，包括产品的各工序之间的停留，都应体现在这份详尽的流程图上，以供进行危害分析和识别关键控制点时使用。例如牛舌饼的生产流程如图 6-2 所示。

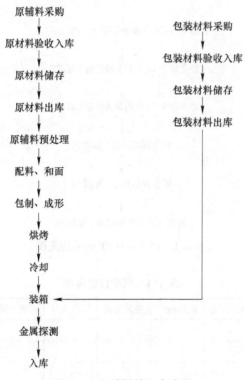

图 6-2　牛舌饼的生产流程

5. 现场确认产品的流程图

流程图的精确性对危害分析的准确性和完整性是非常关键的。在流程图中列出的步骤必须在加工现场被验证。如果某一步骤被疏忽，将有可能导致遗漏显著的安全危害。

HACCP 必须通过在现场观察操作来确定制定的流程图与实际生产是否一致。HACCP 小组在现场确认产品流程时还应该考虑所有的加工工序及流程，包括班次不同造成的差异。通过这种深入调查，可以使每个小组成员对产品的加工过程有全面的了解。

（二）填写危害分析工作单

1. 列出所有可能的潜在危害进行危害分析（原理 1）

（1）找出潜在危害。HACCP 小组进行危害分析时，要从原料的种养环节开始，顺着产品的生产流程，逐个分析每个生产环节，列出各环节可能存在的生物的、化学的和物理的危害，即潜在危害。

（2）判断潜在危害是否为显著危害。并非将所有潜在的危害都需纳入 HACCP 计划的监控范围，需要通过 HACCP 实施监控的是那些可能发生而且一旦发生就会对消费者构成不可接受的健康风险的潜在危害（称为显著危害）。要判断潜在危害是否为显著危害，需要各企业 HACCP 计划的制订者结合本企业产品生产的实际情况，如原料的来源、加工的方式、方法和流程等，在调查研究的基础上进行分析判断。危害的显著性在不同的产品、不同的工艺之间有着很大的差异，甚至同一种产品也会因规格、包装方式、预期用途的不同而有所不同。例如拌粉半熟冻虾条的加工过程中的拌糊工序，如果拌好的面糊在高温下停留时间过长，会导致病原体生长或金黄色葡萄菌毒素的产生，所以这一工序中对时间的控制是显著危害，然而对冻煮虾仁来说时间控制不是显著危害。再如经巴氏杀菌的蟹肉加工，如果该产品是以鲜蟹肉出售的，那么巴氏杀菌过程中致病菌残留的危害就是一个显著危害，如果是供消费者煮熟后食用的，那么就不是显著危害。因此，在对危害的显著性进行分析判断的时候要具体情况具体分析，切不可生搬硬套。

（3）确定控制危害的预防措施。显著危害确定后，就要选定用于控制危害的相应措施，通过这些预防措施将危害的产生和影响消除或减少到可以接受的水平。控制一个危害可能需要多项措施，也可以一项措施来控制多个危害，如可以对原料进行验收和筛选，甚至到产区作调查访问；对产品加工过程的时间、环境温度、添加剂的使用量进行控制；对产品进行加热、冷冻、蒸煮、加盐、发酵、食品添加剂、气调包装等处理。各项控制措施应有明确的操作执行程序，并形成文字，以保证其得到有效的实施。

2. 列出可控制的关键控制点 CCP（原理 2）

（1）发现 CCP。CCP（关键控制点）是指食品加工过程中对某一点、步骤或工序进行控制后，就可以防止、消除食品安全危害或将其减少到可接受水平。这里所指的食品安全危害是显著危害，需要 HACCP 来控制，也就是每个显著危害都必须通过一个或多个 CCP 来控制。CP（控制点）是指食品加工过程中，在任何一点、步骤及工序，生物、物理及化学方面的问题都能够得到控制。CP 包括所有的问题，而 CCP 只是控制安全危害。CCP 肯定是 CP，但并不是所有的 CP 都是 CCP。在食品加工过程中许多点可以定为 CP，而不定为 CCP，因为控制太多的点就失去重点，会削弱影响食品安全的 CCP 的控制。在前几年 HACCP 发展前期，人们趋向控制许多点，涉及方方面面，之后经过美国 FDA 的进一步发展，HACCP 只需控制几个点，一般是 3~5 个 CCP。其他有关危害点可通过 SSOP 来控制，不列入 HACCP 计划中，其他质量方面的影响可以通过全面质量保证来实现。

（2）判断树（Decision tree）。通过上面进行的危害分析，已经知道什么是显著危害，以及采取什么样的预防措施来防止危害发生。但是在危害介入的步骤不一定对危害进行控制，而可能在随后步骤或工序上对其加以控制，那么后面的工序就是 CCP。

（3）CCP 改变。我们已多次提到 CCP 或 HACCP 的产品在加工过程中具有特异性，对于已确定的关键点，如果出现工厂位置、配方、加工过程、仪器设备、配料供方、卫生控制和其他支持性计划改变以及用户的改变，则 CCP 就可能改变。另外，1 个 CCP 可能可以控制多个危害，如加热可以消灭致病性细菌及寄生虫，冷冻、冷藏可防止致病性微生物生长和组胺的生成；而反过来，有些危害需要多个 CCP 来控制，如鲭鱼罐头中组胺这一危害需要由原料收购、缓化、切台 3 个 CCP 来控制。

（三）制定 HACCP 计划表

1. 建立每个 CCP 的关键限值（原理 3）

当确定了关键控制点（CCP）后，必须为每个关键控制点设立关键限值（CL），用于控制每个显著危害。所谓关键限值（CL）是与一个 CCP 相联系的每个预防措施必须满足的标准，它是确保食品可接受与不可接受的界限，也就是说关键限值是一个数值，而不是一个数值范围。

对于每个 CCP，通常存在多种选择方案来控制一种特定的显著危害。不同的控制选择通常需要建立不同的关键限值，选择关键限值的原则是：快速、准确和方便，具有可操作性。在实际操作当中，多用一些物理的指标（如时间、温度、厚度、大小）和化学的指标（如 pH 值、水活度值、盐的浓度），而不要用一些费时费钱又需要大量样品且结果不均一的微生物学限量指标。例如，为油炸鱼饼的 CCP 设立 CL 以控制致病菌，有以下 3 种选择方案：选择 1 的 CL 值定为"无致病菌检出"；选择 2 的 CL 值定为"最低中心温度 66 摄氏度，最少时间 1 分钟"；选择 3 的 CL 值定为"最低油温 177 摄氏度，最大饼厚 0.635 厘米，最少时

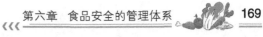

间 1 分钟"。显然，选择 1 中采用的 CL 值（微生物限值）是不实际的，因为通过微生物检验确定 CL 值是否偏离需要数日，很费时，因此 CL 值不能及时监控。此外，微生物污染带有偶然性，需大量样品进行检测，结果才有意义，而微生物取样和检验往往缺乏足够的敏感度和现实性；在选择 2 中，以油炸后的鱼饼中心温度和时间作为 CL 值要比选择 1 更灵敏和实用，但存在难以进行连续监控的缺陷；在选择 3 中，以最低油温、最大饼厚和最少油炸时间作为油炸工序 CCP 的 CL 值，确保了鱼饼油炸后应达到的杀灭致病菌的最低中心温度和油炸时间，同时油温和油炸时间能得到连续监控（油温自动记录仪/传送网带速度自动记录仪）。因此，选择 3 是最快速、准确和方便的，是最佳的 CL 选择方案。

另外，选择关键限值应具有科学依据。正确的关键限值需要通过实验或从科学刊物、法律性标准、专家及科学研究等渠道收集信息，予以确定。例如，从杂志文章、食品科学教科书、微生物参考书、政府食品卫生管理指南、进口国食品卫生标准、热力杀菌管理当局、食品科学家、微生物学家、设备制造商、大学研究服务机构处获得。

当然，在不少情况下，合适的 CL 值未必容易找到，甚至找不到，食品加工企业应选用一个保守的 CL 值。用于确定 CL 值的根据和资料应予存档，作为 HACCP 计划的支持性文件。

关键限值的建立是与后面的监控以及纠正措施相互联系的。一旦监控发现加工偏离关键限值，就要及时采取纠正措施。纠正措施不但包括查找和消除发生偏离的原因，防止偏离再次发生，还要隔离和重新评估发生偏离期间生产的产品，以确保食品安全。因此只设立关键限值不利于生产控制，还要为关键控制点设立一个操作限值。

2. 建立每个 CCP 的监控体系（原理 4）

（1）监控程序。监控程序是一个有计划地连续检测或观察的过程，用以评估一个 CCP 是否受控，并为将来验证时使用。监控过程应做精确的运行记录并填入 HACCP 计划表中。监控的目的包括跟踪加工过程中的各项操作，及时发现可能偏离关键限值的趋势并迅速采取措施进行调整，查明何时失控，提供加工控制系统的书面文件。

（2）监控程序的内容。监控程序是 HACCP 计划中最重要的部分，通常包括以下四项内容：

1）监控对象。监控对象通常是针对 CCP 确定的加工过程或产品的某个可以测量的特性。可以是生产线上的，如时间与温度的测量；也可以是非生产线上的，如 pH 值、化学指标、菌落总数等的测定。其次，监控方法。一般采用两种基本监控方法：一种方法为在线检测系统，即在加工过程中测量各临界因素，它可以是连续系统，将加工过程中各临界数据连续记录下来；也可以是间歇系统，在加工过程中每隔一定时间进行观察和记录。另一种为终端检测系统，即不在生产过程中而是在其他地方抽样测定各临界因素。终端检测一般是不连续的，所抽取的样品有可能不能完全代表一整批产品的实际情况。

2）监控频率。监控频率取决于 CCP 的性质及检测过程的类型。监控可以是连续的或非连续的，如果可能，应该采用连续监控。当不可能连续监控一个 CCP 时，常常需要缩短监控的时间间隔，以便于及时发现对关键限值和操作限值的偏离情况。非连续监控的频率常常根据生产加工的经验和知识确定，可以从以下两个方面考虑正确的监控频率：监控参数的变化程度；如果超过关键限值，企业能承担多少产品作废的风险。

3）监控人员。监控人员可以是流水线上的人员、设备操作者、监督员、维修人员、质量保证人员。一般而言，由流水线上的人员和设备操作者进行监控比较合适，因为这些人员需要连续观察产品和设备，能够较容易地从一般情况中发现问题甚至是微小的变化。监控人员必须具备一定的知识和能力，能够接受有关 CCP 监控技术的培训，充分理解 CCP 监控的重要性，能及时进行监控活动，准确报告每次监控结果，及时报告违反关键限值的情况，以保证纠偏措施的及时性。

3. 建立纠偏行动（原理 5）

纠偏措施是针对关键控制点偏离关键限值之后及危害出现之前而采取的纠正措施。HACCP 小组可以根据自己企业的产品特点、生产工艺等实际情况，为每个关键控制点确定相应的纠偏措施，消除导致偏离的原因，恢复和维持正常的控制状态。在制定纠偏措施时应明确负责采取纠偏措施的责任人，具体纠偏的方法，对受关键限值偏离影响的产品的处理方法，对纠偏措施做出记录。

4. 建立验证程序（原理 6）

（1）验证程序。验证程序是用来确定 HACCP 体系是否按 HACCP 计划运作或计划是否需要修改及再确认、生效所使用的方法、程序或检测及审核手段，以提高 HACCP 的置信水平，即 HACCP 计划建立在严谨的、科学的原则基础之上，它足以控制产品和工艺过程中出现的危害，这种控制措施正被贯彻执行着。

（2）验证活动。验证活动包括确认、CCP 的验证、HACCP 体系的验证。首先，确认。HACCP 小组依据 CAC 准则（国际食品法典委员会制定的质量保证体系）和《食品卫生通则》中有关指令要求，对 HACCP 计划的所有要素进行分析：确立存在的显著危害并提出预防措施，确定关键控制点，建立关键限值，通过有效的监控程序对关键控制点进行监控，当关键限值发生偏离时要及时采取纠偏行动，对所有的行动进行有效的记录。分析结果可提供客观依据，以证明HACCP计划的所有要素都有科学的基础。HACCP计划运行时每年验证不少于一次。当出现下列情况变化时需进行再次确认：原料的改变，工艺的变化，验证数据出现相反结果时，重复出现偏差时，有关危害或控制手段发生新的变化时，生产中的观察需要时，顾客提出新的销售或消费者处理行为要求时。其次，CCP的验证。CCP点的验证由HACCP小组成员及生产部领导负责执行。通过对各个CCP点的验证，确定每个CCP点是否都严格按照HACCP计划运作，它包括对CCP记录的审查，对CCP点监视，对测量装置的校准及校准记录的复查，对纠偏记录的审查，针对性的取样检测。CCP控制记录的复查应在记录产生一周内进行。监控设备严格按照校准计划进行，校准记录的复查应在记录产生一周内进行。纠偏记录的复查应在记录产生一周内进行。每月进行一次有针对性的取样和检测。最后，HACCP体系的验证。HACCP体系的验证由HACCP小组成员负责执行，HACCP小组组长进行审核。HACCP体系验证内容包括HACCP体系的评审和对最终产品的微生物检测。HACCP体系的评审分为：体系现场检查CCP是否按HACCP计划要求被监控，检查在加工过程中是否按关键限值操作，检查记录是否准确完成，时间间隔是否符合要求；记录审核评审，其内容有监控的是否按HACCP规定的地点频率予以完成，当关键值偏离时是否采取了纠偏行动，监控设备是否按HACCP的规定予以校准。微生物检测虽然不是日常监控的有效方法，但能用于验证手段，可以作为判断HACCP体系运行是否在控制内的工具，检测项目包括细菌总数、大肠菌群等。

HACCP小组负责查看化验室出具的最终产品微生物检验报告，通过对书面记录复查的评价以及微生物检验报告的显示，验证HACCP体系是否在有效地运行。当出现HACCP系统发生故障和产品工艺、加工流程等显著改变时需进行再次验证。

5. 建立保存文件和记录（原理7）

HACCP体系的有效运行必须建立和保存相应的记录，用于证明相关要求被严格遵守和食品安全管理系统有效运行。质量安全管理部门可以根据记录追踪危害因素的由来，从根本上消除危害，对体系运行过程进行完善。记录文件的类型包括前提方案的实施，危害分析的总结，HACCP计划，支持性文件（制度、关键控制点和前提方案、关键限值、监控程序、纠正措施和验证程序），日常营运记录，验证记录。

　　HACCP 记录属于特殊文件，必须加以妥善管理。文件的管理必须确保在实施相关的变更之前对这些变更进行评估。在发布之前，这些文件的充分性能够获得批准；在必要的情况下对文件进行审查和更新；文件的变更和修订状态需要确定；在需要的时候，这些相关的文件能够及时获得；文件保持清晰及容易识别状态；相关的外部文件可识别，对这些文件的分发处于控制之中；防止过期文件的误用。

参 考 文 献

[1] 安娜. 食品安全快速检测技术 [J]. 食品界, 2017 (3)：78.

[2] 白宝丰. 体育教育专业大学生膳食营养 KAP 调查 [J]. 中国食物与营养, 2012 (8)：254 -255.

[3] 白乐平. 琥珀酸亚铁与代量食谱膳食指导在小儿缺铁性贫血中的应用价值探讨 [J]. 中国当代医药, 2013, 20 (22)：41-42.

[4] 包艳红, 许秀举, 王强. 高脂血症与膳食营养及其相关因素的研究进展 [J]. 包头医学院学报, 2009 (3)：79-80.

[5] 曹小红. 食品安全与卫生 [M]. 北京：科学出版社, 2006.

[6] 曹正汉, 周杰. 社会风险与地方分权——中国食品安全监管实行地方分级管理的原因 [J]. 社会学研究, 2013 (1)：89-92.

[7] 岑瑶, 刘朝霞, 吴云君. 基于食物交换份法的饮食指导卡在糖尿病患者中的应用研究 [J]. 成都医学院学报, 2018 (2)：210-212.

[8] 曾祥丽. 孕期个性化膳食指导和营养管理对妊娠结局及新生儿状况的影响 [J]. 海南医学, 2014 (16)：2448-2450.

[9] 陈建平, 何宇纳, 翟凤英. 平衡膳食指导手册在营养干预和宣传教育中的应用 [J]. 中国健康教育, 2006, 22 (9)：696-697.

[10] 陈江, 章荣华, 方越强. 膳食营养摄入与糖尿病、脑卒中和冠心病发病率的关系 [J]. 营养学报, 2010, 32 (4)：145-154.

[11] 陈锦治. 营养与膳食指导 [M]. 上海：第二军医大学出版社, 2013.

[12] 陈秋萍. 孕前期适当的膳食指导对孕妇及胎儿的影响 [J]. 中国妇幼保健, 2013, 28 (31)：5252-5254.

[13] 陈思, 罗云波, 江树人. 激励相容：我国食品安全监管的现实选择 [J]. 中国农业大学学报 (社会科学版), 2010, 27 (3)：168-175.

[14] 陈希. 为何中西方饮食差异如此之大？[J]. 中学生英语 (上旬刊), 2014 (5)：8-9.

[15] 崔利军. 膳食营养合理搭配的养生概要 (下) [J]. 现代养生, 2017 (11)：6-7.

[16] 崔卓兰, 宋慧宇. 论我国食品安全监管方式的多元化 [J]. 华南师范大学学报 (社会科学版), 2010 (3)：17-22.

[17] 崔卓兰, 宋慧宇. 中国食品安全监管方式研究 [J]. 社会科学战线, 2011 (2)：151-157.

[18] 邓刚宏. 构建食品安全社会共治模式的法治逻辑与路径 [J]. 南京社会科学, 2015 (2)：23-25.

[19] 刁恩杰. 食品安全与质量管理学 [M]. 北京：化学工业出版社, 2008.

[20] 杜放, 郑洪才. 浅谈青少年田径运动员的膳食营养 [J]. 体育师友, 2011 (1)：77-78.

[21] 杜凌, 王承辉, 周敏, 等. 饮食指导联合心理干预对治疗肠易激综合征作用的研究 [J]. 胃肠病学和肝病学杂志, 2008 (10)：836-839.

[22] 杜正莲. 产褥期妇女膳食结构的平衡搭配 [J]. 健康必读旬刊, 2012 (4)：498-498.

[23] 范利国, 冯玉荣. 肥胖病人低血糖生成指数饮食教育效果评价 [J]. 护理研究, 2011,

25（27）：28-29.

[24] 方佳茂. 细营养理论与儿童膳食调整 [J]. 中外健康文摘, 2014 (15)：47-50.

[25] 高原菊. 从食物的碳水化合物谈糖尿病的膳食搭配 [J]. 中国食物与营养, 2014, 20 (5)：84-86.

[26] 古艳, 欧青, 童南伟. 微课教学设计：糖尿病患者的饮食指导 [J]. 高校医学教学研究 （电子版）, 2016, 6 (1)：19-24.

[27] 郭旭光. 合理搭配膳食让身体更健康 [J]. 中华养生保健, 2012 (5)：68-69.

[28] 韩永红. 美国食品安全法律治理的新发展及其对我国的启示——以美国《食品安全现代 化法》为视角 [J]. 法学评论, 2014 (3)：92-101.

[29] 郝美伦, 蔺新英, 盖若琰. 农村留守儿童膳食营养现状及伦理学探讨 [J]. 中国医学伦 理学, 2015, 28 (2)：287-290.

[30] 合理膳食, 科学搭配一日三餐 [J]. 生活与健康, 2017 (10)：47.

[31] 何丽. 中国家庭的7大饮食问题 [J]. 健康管理, 2011 (11)：58-59.

[32] 何宇纳, 赵丽云, 于冬梅. 中国成年人粗杂粮摄入水平对膳食营养素的贡献 [J]. 营养 学报, 2016, 38 (4)：326-331.

[33] 洪巍, 吴林海. 中国食品安全网络舆情发展报告 [M]. 北京：中国社会科学出版 社, 2014.

[34] 洪泽, 陈思颖, 文文娟. 膳食营养摄入对非酒精性脂肪性肝病的影响 [J]. 临床肝胆病 杂志, 2016, 32 (3)：561-564.

[35] 胡军, 张格祥, 肖永良. 学龄前儿童成长与膳食营养 [M]. 北京：军事医学科学出版 社, 2010.

[36] 胡晓娟, 王磊粉. 抗动脉粥样硬化的健康饮食指导 [J]. 中国民康医学, 2012, 24 (3)：359-360.

[37] 黄洁明, 钟冕. 食物不耐受检测意义及饮食指导的临床研究 [J]. 重庆医学, 2015, 44 (20)：2835-2837.

[38] 黄昆仑, 许文涛. 转基因食品安全评价与检测技术 [M]. 北京：科学出版社, 2009.

[39] 计成. 霉菌毒素与饲料食品安全 [M]. 北京：化学工业出版社, 2007.

[40] 蒋慧. 论我国食品安全监管的症结和出路 [J]. 法律科学 （西北政法大学学报）, 2011, 29 (6)：154-162.

[41] 靳国章. 饮食营养与卫生 [M]. 重庆：重庆大学出版社, 2004.

[42] 康乐. 浅谈体育健身中膳食营养的搭配方法 [J]. 现代食品, 2018 (4)：30-31.

[43] 李殿鑫. 饮食营养与健康 [M]. 武汉：华中科技大学出版社, 2011.

[44] 李芳, 莫洁玲. 膳食指导对哺乳期妇女饮食营养状况和乳汁中锌铜镁含量的影响分析 [J]. 中国临床新医学, 2013, 6 (6)：583-586.

[45] 李怀, 赵万里. 中国食品安全规制问题及规制政策转变研究 [J]. 首都经济贸易大学学 报, 2010 (2)：6-7.

[46] 李丽萍. 癌症病人化疗期间胃肠道反应及饮食指导 [J]. 内蒙古中医药, 2010, 29 (24)：148-149.

[47] 李宁, 严卫星. 国内外食品安全风险评估在风险管理中的应用概况 [J]. 中国食品卫生

杂志, 2011, 23 (1): 13-17.

[48] 李淑贤. 浅谈幼儿膳食搭配与营养均衡 [J]. 课程教育研究, 2017 (8): 19-21.

[49] 李先国. 发达国家食品安全监管体系及其启示 [J]. 财贸经济, 2011 (7): 91-96.

[50] 李秀琴, 肖霞, 邢梅. 个性化膳食指导促进实现妊娠期糖尿病血糖控制 300 例分析 [J]. 中国临床医生杂志, 2012, 40 (12): 44-46.

[51] 李秀英, 苏晓霞. 个性化膳食指导对巨大儿出生率及剖宫产率的影响 [J]. 山东医药, 2011, 51 (16): 95-96.

[52] 厉曙光, 陈莉莉, 陈波. 我国 2004—2012 年媒体曝光食品安全事件分析 [J]. 中国食品学报, 2014, 14 (3): 1-8.

[53] 梁佳. 餐饮业膳食营养平衡搭配的原则及必要性 [J]. 食品安全导刊, 2017 (12): 63.

[54] 林媛珍, 汤微, 熊燕. 泌尿系结石物理成分和饮食指导分析 [J]. 中国当代医药, 2014, 21 (19): 171-172.

[55] 刘彩霞. 血液透析患者的饮食指导 [J]. 中国中医药现代远程教育, 2011 (9): 154.

[56] 刘东莉. 患者营养膳食指导 [M]. 北京: 化学工业出版社, 2007.

[57] 刘凤海. 合理营养与平衡膳食 [J]. 中外健康文摘, 2010, 7 (5): 54-55.

[58] 刘根凤. 浅谈糖尿病患者的饮食指导 [J]. 中外医学研究, 2011 (3): 108-109.

[59] 刘佳, 湛晔. 中国老年人膳食营养结构及营养状况分析 [J]. 食品与机械, 2014 (6): 255-257.

[60] 刘建秋, 杨长平, 包奕燕. 机关食堂营养配膳与平衡膳食初探 [J]. 四川烹饪高等专科学校学报, 2011 (1): 35-37.

[61] 刘录民. 我国食品安全监管体系研究 [M]. 北京: 中国质检出版社、中国标准出版社, 2013.

[62] 刘鹏. 中国食品安全监管——基于体制变迁与绩效评估的实证研究 [J]. 公共管理学报, 2010, 7 (2): 63-78.

[63] 刘伟. 风险社会语境下我国危害食品安全犯罪刑事立法的转型 [J]. 中国刑事法杂志, 2011 (11): 30-36.

[64] 刘文, 李强. 食品安全网络舆情监测与干预研究初探 [J]. 中国科技论坛, 2012 (7): 44-49.

[65] 刘亚平. 走向监管国家, 以食品安全为例 [M]. 北京: 中央编译出版社, 2011.

[66] 陆文彬. 如何提高幼儿园膳食营养搭配 [J]. 中国食品, 2018 (13): 112-115.

[67] 罗云波, 陈思, 吴广枫. 国外食品安全监管和启示 [J]. 行政管理改革, 2011 (7): 19-23.

[68] 马冠生. 健康膳食习惯宜从小养成 [J]. 中华养生保健, 2012 (8): 41.

[69] 马文. 膳食的"木桶原理" [J]. 长寿, 2005 (11): 28-29.

[70] 牛杨, 李继, 盛金叶. 膳食营养干预对妊娠期糖尿病妊娠结局的作用 [J]. 中华全科医学, 2017 (2).

[71] 潘怡. 膳食营养素与 2 型糖尿病关系的研究进展 [J]. 中国慢性病预防与控制, 2015, 23 (11): 870-872.

[72] 庞倩影, 钟凌瀚. 低卡膳食搭配"三原则" [J]. 老同志之友, 2017 (6): 51.

[73] 戚建刚. 我国食品安全风险规制模式之转型 [J]. 法学研究, 2011 (1): 33-49.

[74] 钱和, 林琳, 于瑞莲. 食品安全法律法规与标准 [M]. 北京: 化学工业出版社, 2015.

[75] 秦利. 基于制度安排的中国食品安全治理研究 [M]. 北京: 中国农业出版社, 2011.

[76] 邱玉琴. 肝硬化患者的饮食指导 [J]. 医学理论与实践, 2011, 24 (7): 832-833.

[77] 热孜万古丽·阿迪力. 妊娠期糖尿病孕妇膳食营养素摄入量及膳食模式分析 [D]. 乌鲁木齐: 新疆医科大学, 2016.

[78] 任燕, 安玉发, 多喜亮. 政府在食品安全监管中的职能转变与策略选择——基于北京市场的案例调研 [J]. 公共管理学报, 2011, 8 (1): 16-25.

[79] 沈岿. 风险评估的行政法治问题——以食品安全监管领域为例 [J]. 浙江学刊, 2011 (3): 16-18.

[80] 师邱毅, 纪其雄, 许莉勇. 食品安全快速检测技术及应用 [M]. 北京: 化学工业出版社, 2010.

[81] 史佩佩. 有效提高幼儿身体素质的研究——合理膳食及恰当体格锻炼 [J]. 新校园 (阅读版), 2017 (6X): 130-131.

[82] 宋强, 耿弘. 整体性治理——中国食品安全监管体制的新走向 [J]. 贵州社会科学, 2012 (9): 86-90.

[83] 苏俊玲. 对乳腺癌化疗患者进行个性化饮食指导的效果分析 [J]. 当代医药论丛, 2015 (4): 71-72.

[84] 孙大奎. 个体化膳食营养搭配对预防妊娠期糖尿病不良妊娠结局的临床意义探析 [J]. 糖尿病新世界, 2014, 34 (8): 32.

[85] 孙建琴, 莫宝庆. 中国老年人膳食营养与健康现状、对策与研究热点 [J]. 老年医学与保健, 2008, 14 (2): 72-74.

[86] 孙萍. 老年高血压患者的饮食指导 [J]. 中国保健营养, 2012, 22 (22): 5049.

[87] 孙晓红, 袁丽. 营养教育对肿瘤患者膳食营养状况的影响 [J]. 贵州医药, 2010 (2).

[88] 孙迎红, 杜召琳, 康红梅. 两餐制饮食指导对化疗患者胃肠反应的影响 [J]. 护理学杂志, 2008 (6): 22-25.

[89] 谭德凡. 论食品安全法基本原则之风险分析原则 [J]. 河北法学, 2010, 28 (6): 147-150.

[90] 田胜利, 何春梅. 吃什么我做主: 现代中医膳食营养搭配宝典 [M]. 上海: 上海科学技术出版社, 2012.

[91] 涂飞容. 膳食指导和体重控制对妊娠期糖尿病、高血压及胎儿影响的研究 [J]. 中国医药科学, 2017 (13): 46-49.

[92] 王冰, 宋桂敏. 维持性血液透析病人的饮食指导 [J]. 辽宁医学院学报, 2011 (4): 345-346.

[93] 王超. 食品安全与质量控制 [M]. 北京: 中国农业大学出版社, 2014.

[94] 王骋, 李颖, 康真. 肥胖女性膳食营养素摄入与高血压关系 [J]. 中国公共卫生, 2009, 25 (6): 751-753.

[95] 王翠竹. 合理膳食、均衡搭配, 加工肉制品并非不可吃 [J]. 食品安全导刊, 2016 (27): 13.

[96] 王健，刘媛，史忠林. 大学生膳食营养状况调查与分析 [J]. 河北北方学院学报（自然科学版），2011，27（6）：49-53.

[97] 王淑荣. 青少年及幼儿饮食管理初探 [J]. 天津科技，2010，37（3）：106-107.

[98] 王淑霞. 血液透析患者膳食营养素摄入状况调查 [J]. 中国食物与营养，2012，18（3）：82-84.

[99] 王晓耕. 我国膳食营养结构与疾病发病率的关系 [J]. 医学与哲学（A），2013，34（5）：38-39.

[100] 王晓燕，肖德生，王明芳. 广东大学生骨量与膳食营养体力活动的相关性 [J]. 中国学校卫生，2013，34（10）.

[101] 王雄. 幼儿园膳食的合理搭配与营养均衡 [J]. 吉林教育，2016（8）：58-59.

[102] 王艳. 营养科学在膳食搭配中的创新思考 [J]. 产业与科技论坛，2011，10（17）：87.

[103] 王玉璋. 中国居民营养膳食手册 [M]. 济南：山东美术出版社，2009.

[104] 王竹天. 国内外食品安全法规标准对比分析 [M]. 北京：中国质检出版社，2014.

[105] 魏益民，刘为军，潘家荣. 中国食品安全控制研究 [M]. 北京：科学出版社，2008.

[106] 吴君丽，胡梦娜. 饮食指导在糖尿病护理方面的应用价值分析 [J]. 糖尿病新世界，2016，19（7）：179-180.

[107] 吴林海，钱和. 中国食品安全发展报告 [M]. 北京：北京大学出版社，2012.

[108] 吴淑荣，潘群. 健康教育对糖尿病病人膳食营养知识、态度及行为影响的研究 [J]. 护理研究，2011，25（2）：128-129.

[109] 席思思，胡哲文，白文佩. 更年期患者膳食结构及饮食指导的必要性分析 [J]. 中国妇幼健康研究，2017（8）：226-229.

[110] 信春鹰. 中华人民共和国食品安全法解读 [M]. 北京：中国法制出版社，2009.

[111] 徐丹. 糖尿病人的营养需求和膳食搭配 [J]. 特别健康，2017（14）：29-32.

[112] 徐凤霞，谢英彪. 平衡膳食一身轻 [M]. 北京：人民军医出版社，2012.

[113] 许喜林，郭祀远，李琳. 食品安全性与 HACCP [J]. 现代化工，2002，22（8）：59-62.

[114] 薛海峰，闫宏，王骋. 膳食营养素摄入量与高血压关系研究 [J]. 齐齐哈尔医学院学报，2007，28（6）：695-696.

[115] 杨林，祁向丽，任立松. 营养教育对新兵膳食营养知识态度行为的影响 [J]. 中国预防医学杂志，2011（8）：718-719.

[116] 杨勤兵，小徐. 平衡膳食，搭配出健康 [J]. 中老年保健，2011（1）：34.

[117] 杨子艳，程博，王璐. 大学女生膳食营养调查 [J]. 中国食物与营养，2011（2）.

[118] 易海飞，李晶，朱丹. 强化饮食指导提高腹膜透析患者的疗效 [J]. 吉林医学，2013，34（16）：3251-3252.

[119] 尹建玲. 提供合理营养膳食 保障幼儿健康成长 [J]. 甘肃教育，2016（12）：70.

[120] 于斌，牛凯军. 膳食营养与抑郁症的关系 [J]. 心理科学进展，2015，23（12）：2107-2117.

[121] 于海纯. 我国食品安全责任强制保险的法律构造研究 [J]. 中国法学，2015（3）：244-264.

[122] 于江荣. 个性化膳食指导对孕妇和胎儿的影响 [D]. 天津：天津医科大学，2010.

[123] 袁安香，刘鑫，崔慎茹. 652 例婴幼儿膳食营养状况及其与生长发育的关系 [J]. 山东医药，2016，56 (21)：69-71.

[124] 袁泉. 营养与膳食指导 [M]. 北京：人民军医出版社，2010.

[125] 岳振峰. 国外食品安全化学分析方法验证指南 [M]. 北京：中国标准出版社，2015.

[126] 李媛媛，李忠良，翟庆峰. 孕妇膳食营养与新生儿出生体重的关系 [J]. 中国妇幼保健，2010 (31)：224.

[127] 张立娜，郑修英，郑秀兰. 社区高血压患者的膳食指导与健康教育 [J]. 实用心脑肺血管病杂志，2009，17 (3)：229-230.

[128] 张美花，杨彩荣. 浅谈抑郁症及其膳食营养搭配 [J]. 医学信息，2015，28 (7).

[129] 张敏，徐祖兴，瞿美娣. 集体宣教辅以个体化饮食指导对社区老年糖尿病患者的影响 [J]. 中国社区医师，2016 (36)：32-33.

[130] 吴晓萱，杨路亭，张淑环，等. 运动和饮食指导在关节置换围手术期血糖控制中的作用 [J]. 中国矫形外科杂志，2010，18 (8)：690-692.

[131] 张遐斌，黄灵妹，钟思敏. 改善膳食营养搭配促进儿童生长发育 [J]. 医药前沿，2013 (29)：67-69.

[132] 张亚军. 防病从"搭配"膳食开始 [J]. 大家健康，2010 (2)：21.

[133] 张晔. 饮食宜忌实用搭配宝典 [M]. 长春：吉林出版集团有限责任公司，2011.

[134] 赵德迎. 对老年膳食营养搭配进行分析 [J]. 中国保健营养旬刊，2014 (7)：3998.

[135] 赵丽云，刘素，于冬梅. 我国居民膳食营养状况与《中国食物与营养发展纲要 (2014—2020 年)》相关目标的比较分析 [J]. 中国食物与营养，2015，21 (8)：5-7.

[136] 赵林度. 食品安全与风险管理 [M]. 北京：科学出版社，2009.

[137] 赵思琪，徐昕，陈昭君. 山东省部分农村地区学龄前儿童膳食营养现状研究 [J]. 中国儿童保健杂志，2015，23 (7)：692-694.

[138] 赵玉芳，覃桂玲，黎玉芬. 膳食营养干预对银屑病患者的影响 [J]. 中国实用护理杂志，2014，30 (11)：16-18.

[139] 郑金美. 饮食有讲究，荤素搭配好 [J]. 现代养生，2016 (3)：7.

[140] 郑平，姚剑，徐业平. 分子印迹固相萃取技术及其在食品安全分析中的应用 [M]. 合肥：合肥工业大学出版社，2011.

[141] 钟凯，韩蕃璠，姚魁. 中国食品安全风险交流的现状、问题、挑战与对策 [J]. 中国食品卫生杂志，2012，24 (6)：578-586.

[142] 周小梅. 食品安全管制长效机制：经济分析与经验借鉴 [M]. 北京：中国经济出版社，2011.

[143] 周应恒，王二朋. 中国食品安全监管：一个总体框架 [J]. 改革，2013 (4)：19-28.

[144] 周应恒. 现代食品安全与管理 [M]. 北京：经济管理出版社，2008.

[145] 朱秋侠，井涛，李兆侠. 营养免疫理论在癌症患者饮食指导中的应用 [J]. 中国实用护理杂志，2008，24 (10)：15-16.